GERAÇÃO
TDAH

Como administrar o TDAH e melhorar a saúde mental

RAFAEL PAPA | ROBERTO NICOLA

GERAÇÃO
TDAH

Como administrar o TDAH e melhorar a saúde mental

RAFAEL PAPA | ROBERTO NICOLA

Sumário

Uma bússola para o TDAH......9

1 Nós, você e o TDAH......11

2 O que é o TDAH...... 19

Definição atual......20

Sintomatologia......21

Tipos de TDAH......27

3 Como era a minha vida antes de descobrir o TDAH...32

Confidências......33

No meio do caminho havia um anjo......38

A escola e eu......40

Um universitário diferente......42

Novo desafio......46

Minha vida era um show......49

Rota de fuga...... 51

Mestrado em administração......54

Transtorno de pânico......59

O recomeço...... 61

A surpresa......63

4 Abordagens terapêuticas do TDAH......67

Primeiros relatos e descrições históricas......68

Primeiros avanços no século XX......69

Surgimento do TDAH como diagnóstico......70

Mudanças culturais e sociais......70

Reconhecimento global e controvérsias......71

Avanços recentes......72

Campos de cuidados com a saúde 73
Associação entre dopamina, córtex pré-frontal
e TDAH 79
Fatores genéticos e TDAH 82
Neuroinflamação e TDAH 84
Eixo intestino-cérebro e TDAH 88
Intoxicação por poluentes e TDAH 91
Fatores sociais e TDAH 93

5 Estratégias de administração do TDAH **97**
Farmacoterapia e TDAH 97
Medicamentos estimulantes 98
Medicamentos não estimulantes 99
Tratamento combinado 100
Considerações importantes 100
Homeopatia e TDAH 101
Nutrição e TDAH 104
Exercício físico, esporte e TDAH 106
Aromaterapia e TDAH 110
Espiritualidade e TDAH 112

6 Como administro o TDAH em minha vida **116**
O processo terapêutico 119
O começo é difícil 120
Primeiros passos 123
Aprendizados 125

7 Artes e TDAH **131**
Literatura 132
Cinema e Televisão 132
Música 133
Artes Visuais 133
Teatro 134
Autores / autobiografias 134
Jogos e Entretenimento Digital 135

8 A relevância do autocuidado 136

Fármacos 136

Atividades físicas e estratégias alimentares 139

Qualidade do sono 142

Redes sociais e administração do tempo 143

Rotinas diárias 147

9 A busca por prazer em TDAH 152

Gratificação retardada 155

10 Experiências com pacientes com TDAH 159

Diagnóstico do TDAH – O caso de Robson 160

Conexão social – O caso de Jasmim 164

O toque – O caso de João 167

Descarte atividades imediatistas 169

Sexualidade desregrada – O caso de Leandro 171

Dopamina rápida – O caso de Alexandre 174

"Trago o seu amor em três dias" 176

Mudança do estilo de vida – O caso de Helvécia .. 177

Concentração e foco – O caso de Ricardo 179

Ambientes propícios à produtividade – O caso de Rodrigo 181

O autoperdão – O caso de Letícia 183

11 O potencial único da geração TDAH 187

Transformar desafios em oportunidades 189

12 Eu chorei 193

Uma bússola para o TDAH

Você pode nem saber o que significa, mas a palavra TDAH já deve ter cruzado seus ouvidos em algum momento. Talvez você tenha ouvido falar de forma superficial, talvez conheça alguém com o diagnóstico ou, quem sabe, tenha os sintomas sem sequer saber. A dificuldade de se concentrar, a inquietação constante e tantos outros desafios tornam a vida de quem tem TDAH, especialmente na escola ou em contextos que exigem um alto nível de organização e foco, algo extremamente complexo.

Este livro, escrito por Rafael Papa e Roberto Nicola, é uma verdadeira bússola para navegar nesse universo. Ele nos oferece não apenas ciência de qualidade, mas também depoimentos pessoais profundamente humanos, que nos fazem refletir e enxergar além das estatísticas e diagnósticos. De forma sensível e embasada, os autores nos conduzem a jornada de compreensão do tema, passando desde subnotificação, quando o TDAH era quase invisível, até os dias atuais, em que há uma crescente preocupação com diagnósticos excessivos e, às vezes, superficiais.

O TDAH é mais do que um tema de saúde mental: é uma janela para entender as múltiplas expressões da mente humana. Ele nos desafia a repensar o que é considerado "normal" e a acolher a diversidade neurológica como parte da riqueza da experiência humana. Por trás do diagnóstico, há indivíduos que, muitas vezes, se sentem impostores, duvidam da própria capacidade e questionam sua inteligência. Porém, quando compreendem que o TDAH não é uma falha, mas uma forma única de ser no mundo, abre-se um caminho para a aceitação e a convivência mais leve com essa neurodiversidade.

Este livro não promete uma cura, porque o TDAH não se trata de algo a ser "curado". Ele propõe algo ainda mais valioso: ferramentas, compreensão e histórias que ajudam a transformar os desafios em aprendizados e a conviver melhor com essa forma singular de funcionamento cerebral.

Como alguém que também tem TDAH, posso afirmar que esta obra é um presente. Ela nos aproxima da compreensão de nós mesmos e dos outros, ampliando o diálogo sobre saúde mental e a diversidade de formas de pensar e sentir o mundo. É uma leitura essencial para quem busca entender melhor essa condição — seja para si, para um amigo ou para um filho. Afinal, compreender é o primeiro passo para acolher.

Boa leitura!

Rossandro Klinjey
Psicólogo, professor, palestrante, escritor, consultor em Educação
e Desenvolvimento Humano.

1

Nós, você e o TDAH

Eu nunca pensei em me expor em muitas páginas. Aliás, nunca imaginei escrever um livro sobre essa temática. Durante um bom tempo da minha vida eu nem sabia que possuía o transtorno de déficit de atenção e hiperatividade (TDAH). E não sabia que parte da minha vida foi prejudicada sem que eu cogitasse da possibilidade de ter algum problema dessa ordem.

Quando digo que fui prejudicado é que se eu soubesse os sintomas de uma pessoa com TDAH eu teria mais ferramentas e teria cometido menos erros dos tantos que cometi e relato nesta obra. Eu bebi ou comi demais. Eu me desorganizei. Comecei e não

12 GERAÇÃO TDAH

terminei muitos projetos. Fui altamente sensível – além do necessário – e machuquei pessoas. Fui impulsivo na vida amorosa e profissional e me frustrei demasiado por essas questões. Sinceramente, talvez nem estivesse aqui para escrever esse livro. Mas, a vida quis que sim, e eu lutei muito para estar aqui.

Ao entrar no curso de psicologia fui assombrado por essa temática de TDAH e percebi que quase todos os sintomas se encaixavam em grande parte das áreas de minha vida. Logo fiz um diagnóstico e descobri: transtorno de déficit de atenção.

Passei a estudar e vi o quanto era difícil ter TDAH. Algo que me incomoda, nos tempos contemporâneos, é todo mundo dizer que tem TDAH, sem noção de que esse transtorno limita as ações do dia a dia e até incapacita de forma severa ao longo do tempo se não for tratado de forma responsável e criteriosa.

As chances de suicídio são maiores para quem apresenta esse transtorno. A expectativa de vida pode diminuir em 21 anos. Diversas áreas do cérebro são menores do que em um cérebro sem o transtorno. Existe um déficit significativo de dopamina no lobo do córtex pré-frontal. Esse neurotransmissor é responsável por várias funções no cérebro: motivação, prazer, recompensa, motricidade, concentração, memória, tomada de decisão, massa muscular, saúde do intestino dentre outras. A velocidade dos pensamentos é maior e existe uma exaustão mental, emocional e física desproporcional.

No mundo, entre 5% e 8% das pessoas apresentam TDAH, segundo a Associação Brasileira do Déficit de Atenção (ABDA). No Brasil, estima-se que sejam em torno de 20 milhões. É um assunto grave e precisamos conversar mais sobre isso. Pessoas como eu podem tornar-se viciadas em todo tipo de jogo, tomarem decisões impulsivas e estragarem suas vidas. Podem beber ou tornarem-se compulsivas no ato de comer. Podem ser altamente inteligentes, mas naufragarem em todos os seus projetos profissionais e pessoais. Podem apresentar uma dificuldade muito grande de adaptação em exercícios profissionais que demandem alta atenção como tecnologia da informação ou o setor financeiro. Podem ser impulsivas e sensíveis em suas relações afetivas ao ponto de perderem seus entes amados.

Tudo que foi citado até agora é altamente comprometedor para uma vida funcional. E eu pude experimentar cada um desses processos. Em alguns sou prova fiel das dificuldades desse transtorno. Em outros, percebi como psicólogo, ao atender pacientes.

Muitas vezes eu perco o sono por saber que 20 milhões dessas pessoas podem estar por aí vivendo na condição de andarilhos emocionais sem encontrar o rumo da existência, quando poderiam tratar de forma qualificada o impacto do TDAH em suas vidas. Eu chamo isso de dignidade.

Esta é a razão para que este livro exista. Porque sou alguém com TDAH que sofreu bastante para não querer que outras pessoas também passem pelo que passei e consigam evitar o que não consegui.

Muitas vezes fico indignado ao perceber o quanto as pessoas romantizam algo que é extremamente incapacitante. Ter TDAH não é apenas esquecer coisas e ser desorganizado. Transcende e impacta diretamente nos rumos da existência de uma pessoa. É sobre isso que Roberto e eu queremos falar neste livro.

Queremos conversar com as pessoas que possuem TDAH e aqueles que convivem com elas e fazer com que consigam administrar esse transtorno e ter uma vida mais funcional; trazer o testemunho de quanto foi difícil a minha vida até compreender o que vivências pouco felizes podem causar; trazer à lume casos clínicos de pessoas que tratamos (com sua permissão e preservando sua identidade). Tudo isso para enriquecer a compreensão do transtorno e inspirar a quem lida com essa situação pessoalmente ou em família a buscar tratamento.

O psiquiatra Roberto Nicola é um grande amigo. Competente no seu campo de atuação, ele trouxe capítulos que podem nos fazer entender as inúmeras possibilidades de tratamento e avançar nas estratégias de contenção do TDAH.

Acredito sempre que as experiências consagram as teorias e que elas precisam caminhar juntas. Essa obra vai mostrar as lágrimas vertidas pela não compreensão que há caminhos felizes.

Vai, também, demonstrar a quem estiver lendo que é possível sair da posição de andarilho para peregrino emocional, se ensinarmos a nossa mente a adotar um estilo de vida compatível com o que evidências científicas já nos apresentam. Assim, estaremos a um passo de ter mais autonomia e funcionalidade em nossos comportamentos.

O título desse livro é *Geração TDAH* porque a incidência desse transtorno tem sido expressiva, em parte resultante dos avanços nos instrumentos de diagnósticos, o que os tornam mais eficazes; e porque a disseminação da necessidade de saúde mental tem aumentado entre os indivíduos. Vemos muito mais pessoas diagnosticadas com o transtorno do que antigamente. Eu sou uma dessas pessoas.

Por outro lado, tem havido certos equívocos. Comportamentos com outras origens são confundidos com os do portador de TDAH. As pessoas estão perdendo a sua capacidade de concentração em níveis muito severos. Isso se deve a diversos fatores. Um deles é a inundação de informações a que são submetidas, o que resulta em dispersão no tocante às diversas atividades que elas precisam realizar e numa tendência ao imediatismo. É possível perceber uma oferta infinita de soluções rápidas em todos os aspectos da vida. E de uma forma geral, posso dizer empiricamente, as pessoas estão viciadas nessas estratégias de fácil solução em contrapartida às construções necessárias que a vida requer.

São soluções perigosas e que as desestimulam a desenvolverem seus potenciais. Um exemplo é a crise do endividamento em jogos de apostas em times de futebol que emerge no seio da sociedade. Na atualidade, quase 20% das famílias brasileiras estão sendo destruídas por essas ilusões de remuneração em curto prazo. Eu costumo chamar esse comportamento de dopamina rápida e que é conquistada de forma incoerente.

Guardadas as devidas proporções, pois que há legítimas realizações de bons profissionais, abre-se um abismo sem precedentes composto por informação de baixa qualidade, como a oferta de cursos sem o real respaldo de conhecimento de seus ministrantes sobre o que oferecem; soluções inócuas e até perigosas nas mais diversas áreas; e alguns pseudo *coaches* que desfilam pelas redes com a sua duvidosa ciência. Separar o joio do trigo é tarefa árdua e necessária nesse campo para não prejudicar quem esteja fazendo um trabalho sério.

Outro fato preocupante são crianças que sem qualquer respeito à autoridade de pais e cuidadores utilizam celulares sem regras e de forma contínua. No futuro, poderemos ter adultos com déficits de habilidades sociais graves como resposta. A educação emocional de uma criança é uma resposta direta para os adultos que estão vivos hoje. Caso uma intervenção eficiente não seja realizada teremos mais e mais pessoas desconcentradas, mal preparadas para lidar com os desafios que lhes forem apresentados pela vida.

Contribuem ainda para o aumento da desconcentração os péssimos hábitos alimentares. As estatísticas apontam para os próximos anos o aumento do sobrepeso e da obesidade entre adultos e crianças, com agravamento dos processos inflamatórios do

18 GERAÇÃO TDAH

corpo. Em consequência, os níveis de dopamina serão mais baixos ainda, fator que afetará diretamente quem tenha TDAH e, eventualmente, até quem não tenha.

Somente a educação da razão e emoção será capaz de instruir a sociedade quanto aos novos tempos que podem provocar mazelas emocionais sem precedentes. O debate sobre isso precisa atingir camadas mais profundas de entendimento junto da sociedade, principalmente especialistas, professores, cuidadores, pais e filhos.

O fato é que ainda somos crianças aprendendo o grande alfabeto das emoções e o caminho ainda será longo. Caminhemos juntos.

Para você compreender os aspectos psiquiátricos do TDAH, eu convidei meu amigo e irmão, o psiquiatra Roberto Nicola, para trazer essa parte com sua maestria e o todo o conhecimento que detém.

2

O que é o TDAH

Sinto-me feliz em colaborar com o amigo Rafael Papa na tarefa de levar às pessoas um pouco de luz sobre essa questão. Minha parte é elucidar sob a visão psiquiátrica o que é o transtorno, suas causas e consequências na vida do paciente e trazer um pouco do contexto histórico. Então, por favor, não estranhe a necessária linguagem mais técnica em alguns momentos, embora em termos claros, acessíveis à compreensão de todos.

Como Rafael, também atendo portadores de vários transtornos, entre estes o TDAH, e me interesso por avanços no diagnóstico e tratamento que tragam uma qualidade de vida maior a pacientes e suas famílias.

Por ora, sei que sua curiosidade é muita, você deseja saber o que realmente é TDAH, o que está por trás dessa sigla, usada não só para resumir a nomenclatura extensa, mas para identificar mais facilmente essa condição, como é usual na medicina e outros ramos das ciências. Então vamos direto ao ponto.

Definição atual

O transtorno de déficit de atenção/hiperatividade (TDAH) ocorre no campo do neurodesenvolvimento, com início na infância, podendo persistir na idade adulta. Afeta a capacidade de uma pessoa de prestar atenção, controlar impulsos e regular suas atividades. Isso pode dificultar o aprendizado, as relações sociais e o funcionamento diário. A busca pelo entendimento desta condição ainda traz muitos questionamentos aos cientistas e foi através de estudos de imagens neurológicas que vieram as primeiras evidências biológicas do transtorno. Estes estudos tentam justificar os sintomas do TDAH com áreas do cérebro e a relação de neurotransmissores envolvidos.

Sintomatologia

O Transtorno de Déficit de Atenção e Hiperatividade (TDAH) é caracterizado por um conjunto de sintomas que envolvem dificuldades persistentes na atenção, impulsividade e, em muitos casos, hiperatividade. Estes sintomas podem variar de intensidade e se manifestam de diferentes formas ao longo da vida, influenciando o desempenho acadêmico, profissional, social e emocional do indivíduo.

1. Déficit de atenção

O déficit de atenção é uma característica central do TDAH e afeta diretamente a capacidade do indivíduo de manter o foco em tarefas específicas. A dificuldade em prestar atenção manifesta-se de várias maneiras:

a) Facilidade de distração: pessoas com TDAH costumam distrair-se facilmente com estímulos externos, como barulhos, conversas próximas ou objetos em movimento. Até estímulos internos, como pensamentos irrelevantes, podem desviar a atenção.

b) Esquecimento de atividades diárias: a falta de atenção interfere na memória de curto prazo, fazendo com que atividades e compromissos sejam frequentemente esquecidos. Objetos pessoais, como chaves ou celular, são comumente perdidos.

c) Dificuldade em manter o foco em atividades prolongadas: tarefas que exigem um período prolongado de atenção, como ler um livro ou completar um projeto, tornam-se desafiadoras. A mente tende a "vagar", e o indivíduo pode desistir ou fazer várias pausas não planejadas.

d) Erros por falta de cuidado: pessoas com TDAH cometem erros por falta de atenção aos detalhes, sejam eles em atividades escolares, no trabalho ou em tarefas simples do cotidiano. Esses erros geralmente não são intencionais, mas resultam da dificuldade de manter o foco na atividade.

e) Hiperfoco: paradoxalmente, é uma característica comum no TDAH envolvendo foco e atenção, e pode ser vista como oposta ao déficit de atenção: é a capacidade de se concentrar por longos períodos em uma atividade ou tarefa que é considerada interessante ou desafiadora. A pessoa tem dificuldade em interromper a atividade ou tarefa, mesmo quando necessário. Pode ter perda de noção do tempo e do ambiente ao redor e apresentar sensação de "fluxo" ou imersão na atividade de foco.

No aspecto bioquímico, o hiperfoco é resultado das mesmas alterações neuroquímicas e funcionais que causam a desatenção. Ele reflete um desbalanceamento na regulação da atenção e do sistema de recompensa no cérebro.

2. Impulsividade

A impulsividade no TDAH reflete a dificuldade de controlar ações, respostas e comportamentos. Indivíduos com esse traço tendem a agir sem considerar as consequências, o que pode gerar conflitos e situações de risco. Os sintomas impulsivos incluem:

a) Interrupção em conversas: frequentemente, o indivíduo interrompe os outros, fala sem esperar a sua vez ou responde antes de a pergunta ser concluída. Essa dificuldade em "esperar" é especialmente perceptível em situações sociais e educacionais.

b) Tomada de decisões impulsivas: pessoas com TDAH tendem a tomar decisões rápidas, muitas vezes sem considerar riscos ou consequências. Isso pode incluir gastar dinheiro sem planejamento, engajar-se em comportamentos arriscados e até mesmo mudar de emprego ou residência de forma abrupta.

c) Incapacidade de esperar: a dificuldade em lidar com situações que exigem paciência é comum no

24 GERAÇÃO TDAH

TDAH. Em filas, por exemplo, o indivíduo sente-se incomodado, inquieto e pode até abandonar a espera, mesmo quando a atividade é importante.

3. Hiperatividade

A hiperatividade, embora mais comum na infância, também pode persistir na idade adulta, manifestando-se de forma distinta com o passar dos anos. Nos adultos, os sintomas tendem a ser menos físicos e mais ligados à inquietação interna. No entanto, ambas as faixas etárias manifestam sintomas como:

a) Inquietação motora: crianças e adolescentes com TDAH tendem a mover-se constantemente, seja balançando as pernas, mexendo nas mãos ou levantando-se repetidamente. Nos adultos, essa inquietação pode se manifestar como a necessidade de mudar de posição com frequência ou como sensação de inquietação interna.

b) Dificuldade para permanecer sentado: muitos indivíduos com TDAH têm dificuldades em permanecer sentados em situações que exigem quietude como salas de aula, reuniões ou ambientes de trabalho.

c) Atividade constante e excessiva: crianças e adolescentes com Transtorno de Déficit de Atenção muitas vezes envolvem-se em atividades físicas constantes e parecem incapazes de relaxar. Para os adultos, essa sensação de inquietação pode se traduzir em um envolvimento constante em atividades e multitarefas, mesmo quando não necessário.

4. Impactos sociais e emocionais

Os sintomas do TDAH também afetam os relacionamentos interpessoais e a saúde emocional. A falta de atenção, impulsividade e hiperatividade geram desafios específicos:

a) Problemas nos relacionamentos: a impulsividade pode levar a interações bruscas ou inadequadas, o que compromete relacionamentos e causa mal-entendidos. Parentes, amigos e colegas podem interpretar o comportamento como desrespeito ou desinteresse, quando, na verdade, são manifestações do transtorno. Essa sintomatologia é caracterizada pela dificuldade em gerenciar emoções. A pessoa com TDAH tem a tendência de ficar facilmente empolgada e não lidar tão bem com frustrações, o que pode gerar oscilações no humor, com propensão a escaladas abruptas de irritabilidade.

Apesar do TDAH não ser considerado um transtorno de humor, esses sintomas descritos são resultantes do que pode ser chamado de Impulsividade

Emocional, ou seja, dificuldade de gerenciar emoções normais. Já os transtornos de humor, de forma resumida, caracterizam-se por falta ou excesso na produção destas emoções.

b) Baixa autoestima e frustração: muitas pessoas com TDAH enfrentam dificuldades repetitivas e acumulam experiências de fracasso ou insucesso em tarefas simples. Essa realidade tende a impactar a autoestima, levando a sentimentos de inadequação e à frustração, levando a um quadro de desvalimento, em que a pessoa tem a sensação de falta ou perda de proteção.

c) Dificuldades acadêmicas e profissionais: em ambientes que exigem foco, planejamento e execução de tarefas detalhadas, o TDAH pode impactar negativamente o desempenho acadêmico e profissional, resultando em avaliações negativas, necessidade de repetição de tarefas e conflitos com superiores ou colegas.

Como se percebe pelo que acabamos de relatar, os sintomas do TDAH são amplos e complexos, variando em intensidade de acordo com o ambiente e as condições individuais de cada pessoa. O transtorno afeta não apenas o comportamento visível, mas também a forma como o indivíduo se relaciona com o próprio desempenho e com os outros à sua volta.

Compreender os diferentes aspectos da sintomatologia do TDAH é essencial para a construção de uma abordagem de tratamento eficaz, baseada no respeito e na empatia por aqueles que vivem com essa condição.

Tipos de TDAH

Antes um aviso: ao ler aqui sobre os sintomas, você vai deparar com alguma repetição proposital de minha parte, isto porque falamos antes de modo geral e agora vamos esmiuçar a temática para ficar bem explicada.

Existem três apresentações principais de TDAH, reconhecidas por especialistas e descritas no Manual Diagnóstico e Estatístico de Transtornos Mentais (DSM-5) e que são classificados com base nos sintomas predominantes que o indivíduo apresenta. Ou seja, o quadro não é idêntico para todas as pessoas.

1. TDAH com predominância de déficit de atenção

Essa apresentação do TDAH é caracterizada, principalmente, por sintomas de desatenção. Indivíduos com este tipo apresentam maiores dificuldades em

28 GERAÇÃO TDAH

manter o foco, mas não necessariamente exibem comportamentos impulsivos ou hiperativos. A ocorrência é mais comum em mulheres e, em alguns casos, pode passar despercebida, já que a hiperatividade visível é menos presente.

Principais sintomas:

a) Desatenção constante: o indivíduo tem grande dificuldade para prestar atenção aos detalhes, cometendo erros por descuido.

b) Dificuldade em manter o foco: tende a evitar atividades que exigem atenção prolongada, como ler ou estudar.

c) Esquecimento frequente: compromissos, atividades diárias e objetos pessoais são esquecidos facilmente.

d) Desorganização: tem dificuldade para organizar tarefas e atividades, e pode procrastinar, perdendo prazos importantes.

Esta apresentação é, por vezes, confundida com traços de desmotivação ou desinteresse, mas o problema é uma dificuldade neurocognitiva em manter a atenção.

2. TDAH com predominância de hiperatividade e impulsividade

Nesse tipo, a hiperatividade e a impulsividade são os sintomas mais intensos, enquanto a desatenção é menos evidente. É uma apresentação comum entre crianças e adolescentes, especialmente em meninos. Esses indivíduos têm grande dificuldade em permanecer parados e em controlar impulsos.

Principais sintomas:

a) Inquietação física: movem-se constantemente, até em situações que exigem quietude, como em salas de aula ou ambientes formais.

b) Impulsividade: falam ou agem sem pensar nas consequências, interrompem outras pessoas e têm dificuldade para esperar a vez em atividades.

c) Necessidade de atividade constante: estão sempre envolvidos em algo, geralmente com dificuldades em relaxar ou desacelerar.

d) Comportamentos arriscados: a impulsividade pode levar a comportamentos de risco, como ações precipitadas, sem considerar possíveis consequências.

Indivíduos com essa predominância podem enfrentar problemas de comportamento em contextos

30 GERAÇÃO TDAH

sociais e acadêmicos, onde o controle dos impulsos é essencial.

3. TDAH com apresentação combinada

A apresentação combinada é o tipo mais comum de TDAH, caracterizando-se pela presença de sintomas significativos de desatenção, hiperatividade e impulsividade. Indivíduos com esse tipo apresentam dificuldades em focar, controlar o comportamento e manter a quietude, o que tende a impactar o desempenho acadêmico, social e profissional.

Principais sintomas:

a) Desatenção e hiperatividade: apresentam todos os sintomas principais dos outros dois tipos, incluindo facilidade de distração e necessidade de se movimentar frequentemente.

b) Dificuldade de controle comportamental: alternam entre a distração e a inquietação, o que pode dificultar a manutenção de relacionamentos e o cumprimento de tarefas.

c) Desempenho inconsistente: podem ter desempenho abaixo do esperado em diversas áreas, apesar de habilidades intelectuais adequadas, pois os sintomas interferem em sua capacidade de concluir tarefas com consistência.

A classificação do TDAH em tipos específicos é útil para personalizar o tratamento e a intervenção, pois cada apresentação pode exigir abordagens diferentes. Indivíduos com predomínio de desatenção podem se beneficiar de técnicas para melhorar o foco e a organização, enquanto aqueles com predomínio de hiperatividade e impulsividade podem precisar de estratégias para controle do comportamento. Já a apresentação combinada pode requerer um acompanhamento mais abrangente, com intervenções que abordem tanto o foco quanto o controle comportamental.

Com o diagnóstico e apoio adequados, é possível gerenciar os sintomas do TDAH de forma a promover uma melhor qualidade de vida e autonomia, respeitando as particularidades de cada indivíduo.

Vejamos agora o que o Rafael tem a nos contar sobre sua experiência como portador do TDAH.

3

Como era a minha vida antes de descobrir o TDAH

Antes de iniciar essa obra eu procrastinei dois meses. Eu tinha a ideia estruturada no papel de como elaborar cada capítulo, mas o receio de não terminar, de mais uma vez velejar por um projeto e não terminar dominou-me. Esse foi o meu primeiro sentimento ao redigir as primeiras frases do livro: medo de novamente fracassar em um projeto. Receio absoluto de nos dias e horários que marquei para escrever sucumbir para fazer outro tipo de coisa, exceto isso. Apenas eu sei quantas vezes passei por esse temor.

Eu imagino que para uma pessoa que não possua o transtorno iniciar um novo desafio seja como enfrentar uma onda de um metro. Mas para quem tem TDAH essa onda mede quatro metros. Aí o medo de capotar e ser engolido por essa onda da vida é muito forte. Creio ser este o motivo de minhas dificuldades ao iniciar projetos. O primeiro impulso é sempre mais complicado.

Noutra comparação, é como se eu fosse um carro altamente tecnológico que falhasse e precisasse pegar no tranco para funcionar. E eu nem imaginava que havia um déficit de dopamina que seria um dos fatores para que isso ocorresse comigo. Até com bastante domínio sobre algum assunto eu sempre tenho a dificuldade de dar os primeiros passos. E se o assunto não for do meu conhecimento, aí complica mais.

É uma inércia inexplicável e que aos poucos pude perceber que pode se tornar em algo mais confortável se determinadas estratégias nas áreas biopsicossocial e espiritual sejam executadas. No entanto, até chegar a essa conclusão dominava-me o pavor de mais uma vez ser taxado como alguém indisciplinado e desordenado que nunca vai chegar a lugar algum.

Confidências

Sim. Por boa parte da minha vida escutei: *Você é indisciplinado e desordenado.* Ouvi de diversas pessoas durante o colégio, faculdade, trabalho e tantos outros lugares. E eu me culpava o tempo todo. Sentia medo de que aquele cenário externo viesse ser materializado e ter uma frustração. Por esse motivo poucas pessoas sabiam que eu iniciara esse novo projeto – um livro sobre o que uma pessoa com Transtorno de Déficit de Atenção e Hiperatividade pode ensinar sobre como se sente e que tipo de estratégias utilizo pessoalmente e com meus pacientes.

Não. Não é tão simples conviver com um transtorno de neurodesenvolvimento chamado Transtorno de Déficit de Atenção e Hiperatividade (TDAH). Lembro-me de que um parente atormentava minha mãe dizendo que eu não passaria no vestibular, pois não era alguém disciplinado o suficiente para frequentar as aulas do pré-vestibular. Não bastasse toda pressão natural de um vestibulando ainda tive que conviver com a perseguição de algumas pessoas que eram enfáticas em dizer: *ele não vai passar! Ele não tem capacidade!*

Para que o cenário fosse ainda pior minha mãe e grande parte da minha família também acreditavam que eu não iria passar. Triunfar em um ambiente que não estava ao meu favor trazia bastante sofrimento. Eu já tinha dificuldades de não conseguir estar atento o tempo todo, não conseguir ser pontual e toda a sobrecarga de sentir que o mundo estava contra mim naquele momento.

Lembro-me de certa vez em que disse bastante animado para meu pai que havia ficado em décimo no lugar da sala e ele perguntou: *Qual a diferença entre o segundo e o último lugar?* E logo respondeu: *Todos perderam.* Até hoje trago isso dentro de mim. Eu era apenas um jovem que gostaria de passar no vestibular. Todavia, a educação emocional que me foi passada era a de que eu não iria conseguir superar meus obstáculos.

O muro se tornou bastante alto à medida que os desafios foram se tornando cada vez mais complexos. Mas eu não desisti. Sobrevivi. E continuei estudando para o vestibular. O medo de fracassar era tão grande que toda manhã era acometido por azia. Foram dias que eu me sentia muito mais feliz no cursinho pré-vestibular do que dentro da minha própria casa.

Para complicar as coisas meu pai abriu uma lanchonete nessa época. E infelizmente não obteve êxito. Embora acordasse todos os dias muito cedo e tenha se dedicado bastante ao empreendimento as coisas não funcionaram como ele gostaria. Passamos por dificuldades e privações. E talvez um dos dias mais tristes da minha vida foi quando a companhia de luz do Rio de Janeiro cortou a luz da lanchonete. Não havia de onde gerar mais receita e tudo se complicava cada vez mais. Eram momentos delicados. Meu pai, por não saber administrar as emoções, chegava bastante nervoso em casa e tínhamos atritos severos.

Recordo com bastante tristeza o dia em que minha vó me entregou R$ 50,00 para custear minha alimentação. Eu não pensei duas vezes e fui ao mercado com meu pai para que a gente pudesse ao menos ter o básico para sobrevivermos naquela semana.

Sinceramente, eu não sei como conseguia levantar para estudar todos os dias. Estava triste e apavorado com o futuro. Antes do apagão das luzes da lanchonete e da decretação da falência, lembro-me de uma atitude muito digna do meu pai. Eu só poderia pegar meu certificado de ensino médio se pagasse a quantia de R$ 300,00 na secretaria da minha escola. Meu pai optou por falir para que eu pudesse futuramente ingressar na faculdade. Sim, tenho e já tive muitas desavenças com ele, porém sem aquele gesto eu jamais poderia concorrer a uma vaga dentro de uma universidade federal.

Tal desconforto me desafiou para que eu pudesse me dedicar integralmente, com fome ou sem fome, aos estudos e lutar pelos meus sonhos. Não foi uma parte muito feliz dessa jornada, mas me ensinou a dar valor a tudo que recebo em minha vida. E a faculdade era o tudo ou nada. Mesmo com desatenção e de forma desorganizada, parecendo um carro sem uma roda, fui buscar aquilo que eu precisava fazer e honrar.

Quando saiu o resultado do vestibular aquele parente que mencionei antes, ligou para minha casa e disse que eu não havia passado. Eu sabia que passara, sim. Mas a pessoa insistia que não. Então eu pedi para abrir a outra página e conferir. Lá estava meu nome, pela primeira vez num jornal bem conhecido, indicando que eu iria começar a faculdade de administração!

No fundo, percebo que as pessoas são tão infelizes que sentem certo gostinho de vitória quando outras pessoas não logram êxito em seus projetos pessoais. Talvez seja um transtorno de personalidade narcisista, ou maldade mesmo, de se alimentar da desgraça alheia. Eu prefiro pensar que é a última opção e me afastar da pessoa.

É muito mais simples viver na arquibancada da vida e ser um expectador de camarote dos erros alheios com o intuito de catalogá-los e apresentar para o seu grande público cativo do que correr atrás das próprias realizações. O triste para esse tipo de pessoa é que esse cargo não tem salário e gera um vazio existencial muito grande que pode culminar em processos depressivos e ansiosos. Fato que ocorreu com a pessoa que alimentou ainda mais a minha angústia de passar no vestibular.

No meio do caminho havia um anjo

Como falei na introdução, eu não sabia que tinha TDAH e foi nessa atmosfera psíquica em que fui criado: sendo comparado com outros familiares e recebendo pouco apoio emocional perante os desafios da vida.

Havia uma exceção. Alguém que considero um anjo em meu caminho, minha avó. Lembro-me com muito carinho que minha avó materna me apoiava nos dias das provas e me ensinava o conteúdo elaborando uma espécie de roteiro de perguntas e respostas. Isso me instigava a compreender o que estava estudando e até tirar notas boas. Sem saber a minha querida avó me ensinou como aprender e não memorizar, algo que é muito precário para alguém portador de TDAH. Ela me dizia que entender faz com que a gente não tenha que decorar tudo. E que na vida, mais importante que as notas, é como aplicamos o aprendizado obtido.

Naqueles momentos ela tirava uma tonelada das minhas costas. Desde cedo alguém me orientava para que eu soubesse que a busca por conhecimento não se delimita a um quadrado de perguntas e respostas. A vida requer que saibamos compreender esse conteúdo e aplicá-lo. E sem entender o raciocínio lógico das mais diversas áreas de conhecimento isso não é possível. Meus pais não possuíam muita maturidade emocional e não era por maldade. Eles não tinham tanta bagagem de vida quanto a minha avó. Ela irritava profundamente as pessoas quando dizia que eu era o mais inteligente dos netos. E eu juro que naquela época não compreendia os motivos daquelas palavras. Talvez a única voz no deserto que me dizia: *Vai em frente e siga.*

Contudo, nesse momento em que escrevo faz 20 anos que ela faleceu e acredito que poderia ter aprendido muito mais com ela e não ter passado por tantos desafios sem as respostas corretas para vencê-los. Sem ela, seria eu por mim. Tanto no campo da cognição quanto emocional. Ela me alfabetizou quando eu

40 GERAÇÃO TDAH

tinha apenas quatro anos. Eu tenho, portanto, uma gratidão eterna por ela.

A escola e eu

Eu sempre chegava atrasado aos compromissos escolares. Conto nos dedos os dias que conseguia chegar na hora. Recebia muitos carimbos de atraso na minha agenda, mas não era um aluno que atrapalhava a aula. Além disso, passava sempre na média. Isso não frustrava tanto meus pais e nem a escola.

Mas, no fundo, eu sabia que havia alguma coisa errada. Que eu era diferente das outras pessoas. Eu não anotava os ensinamentos dos professores, e muitas vezes, nem caderno da matéria possuía. Deixava para estudar em cima da hora e no desespero. Mas era um garoto calmo, embora fosse extremamente desatento: perdia tudo – lápis, livro, brinquedo... Minha mãe costumava dizer que eu só não esquecia a cabeça porque estava grudada no pescoço. Além de todos os "elogios" que me eram dirigidos fui apelidado de "anta" por ela e "mão de prego". Além de alguns outros adjetivos. Pelo que você pode perceber eu não tive muito apoio e incentivo para crescer na vida.

Minhas respostas físicas ou emocionais eram constantemente testadas e essa hostilidade das pessoas minava minha autoconfiança. Desde novo duvidei do meu potencial. Era o último a ser escolhido para jogar futebol ou para fazer trabalhos em grupo. Sentia-me descolado e sentia a ausência de pertencimento aos grupos dos quais fazia parte. A atividade em que eu me destacava era jogar Banco Imobiliário e *War*. Eu me sentia o máximo, pois sabia criar estratégias nos jogos intelectuais. Mas, de qualquer forma, vivia como um rapaz normal do subúrbio do Rio de Janeiro. Eu não sabia o que queria da vida e nem o que a vida queria de mim.

Ao estudar para o vestibular tive que criar uma espécie de rito. Eu procurava ficar na escola das oito da manhã às dez da noite. Ao menos aquele ambiente me instigava a estudar, fazer provas e estar próximo dos alunos tidos como inteligentes. O fato de chegar frequentemente às nove da manhã (atrasado) não gerava atritos com o secretário da escola. Afinal era apenas um pré-vestibular.

E foi assim durante um ano. Dia após dia. Fiz grandes amigos nesse percurso. Ao final da longa temporada fui aprovado em duas faculdades federais. Naquela época os alunos não tinham tanto interesse por psicologia como hoje, em que a demanda aumentou consideravelmente. Em algum momento de suas escolhas de vida, muitos querem ser psicólogos

42 GERAÇÃO TDAH

embora acabem enveredando por outras profissões. Como eu que fiz outra escolha. Optei por cursar administração no CEFET do Rio de Janeiro. A psicologia veio muito tempo depois.

Um universitário diferente

Durante a faculdade eu não acreditava na minha capacidade de conhecimento. Percebia pessoas altamente inteligentes ao meu redor, com notas exemplares e eu apenas passava na média. Acreditava que o meu desempenho acadêmico não me levaria a lugar algum. Cheguei a ser considerado como um dos mais "burros" da minha sala de aula, alguém diferente dos outros universitários.

Como se não bastasse, eu tinha verdadeiro pavor de falar em público. Ao me expressar começava a ter sudorese e meu coração batia de uma forma tão brusca que não conseguia lembrar o que havia estudado para expressar o conteúdo. Isso reforçava cada vez mais a minha tese de que não tinha capacidade. Percebia muitos amigos da sala realizando grandes apresentações e me sentia até medíocre por nem conseguir abrir a boca perante os colegas de sala. E ninguém sabia dessas minhas limitações. Eu tinha vergonha de me abrir sobre todas essas angústias. Eram situações extremamente constrangedoras e pouco se falava em saúde mental naqueles tempos entre 2004 e 2008, então, dificilmente alguém entenderia.

Eu compreendia a matéria, aprendia, todavia, nas provas não conseguia passar para o papel aquelas informações. Fui reprovado em algumas disciplinas. Ainda não havia desenvolvido as estratégias de aprendizagem que possuo hoje. O meu pavor era ser reprovado.

No ano de 2005 fui desafiado por meu professor de estatística. Em geral, nas turmas de administração do CEFET-RJ, era muito comum ser reprovado nessa disciplina. Mas quando o professor desafiou minha capacidade eu decidi que deveria dar uma resposta à altura. Eu nem sabia o que era hiperfoco, mas foi isso que acionei em mim. Apenas entrava na biblioteca e era o único lugar que conseguia me concentrar para estudar. Naquele momento eu tinha uma estratégia e um objetivo: ser respeitado na universidade.

Vinculei-me a uma amiga muito querida que me ensinava a matéria e me mostrava as provas anteriores. Passei a estudar todos os dias na biblioteca e não frequentava mais as aulas de estatística. A minha primeira prova foi desafiadora, mas consegui tirar nota sete. A média da turma foi quatro. Naquele instante os colegas de turma passaram a ter mais respeito por mim. Esse fato elevou minha autoestima e no fundo da minha alma ressoava: eu posso passar... Eu tenho capacidade... Apenas preciso estudar de forma mais concentrada e isolada das pessoas para conseguir o meu objetivo.

Na segunda prova, repeti o processo de aprendizado da primeira. Novamente na biblioteca da universidade. Era o momento de sentir confiança naquilo que eu fazia e de dar uma resposta aos que não acreditavam em meu potencial. Não havia pessoas para me apoiarem na família e meus amigos não me achavam inteligente. Foi nesse contexto que fiz a segunda prova e tirei nove. Oitenta por cento da turma foi reprovada e eu estava aprovado com média oito.

Foi quase um escândalo. As pessoas me parabenizavam e pareciam envergonhadas, umas por não terem conseguido resultado similar, outras, por terem me rotulado. Eu sabia que precisava estudar em ambientes fechados e concentrar-me naquilo que eu queria fazer. Se eu fizesse isso conseguiria tudo o que desejava até a conclusão do curso e assim agi em todos os períodos.

Além disso, um antigo problema circulava em minha vida: a dificuldade financeira, embora fosse uma época em que não nos faltasse mais nada em casa. Meu pai conseguiu um trabalho mais simples e minha irmã, ainda com seus 14 anos, já havia começado a trabalhar. Minha mãe passava por problemas psicóticos que demandavam bastante esforço da minha parte para entender o que era aquele transtorno.

Foi esse meu primeiro contato com algum paciente com dificuldades emocionais, mas nem de longe sabia que no futuro iria lidar com isso de forma mais abrangente. Hoje, como psicólogo, já atendi dezenas de pessoas com quadro idêntico ao que ela passou, mas naquela época foi algo extremamente difícil de conviver.

Uma grande amiga conseguiu-me um estágio ganhando uma remuneração bem baixa e que 70% eram destinados para ajudar na composição da renda familiar. Eu não tinha nada em excesso. A privação foi constante durante todo o tempo. Em contrapartida, eu precisava buscar meus objetivos, crescer profissionalmente e financeiramente. Assim foram os quatro anos da faculdade de administração. Cada dia era uma luta diferente para que tudo pudesse me estabilizar.

Bem, o que aconteceu? Consegui me formar como administrador!

Afinal, foi motivo de grande emoção. Hoje eu consigo me dar conta e até me emocionar com toda aquela saga de dificuldades. Houve uma grande festa de formatura e consegui pagar aos poucos para poder participar. Pude ter a presença da minha mãe, pai e irmã, meu núcleo familiar principal. Foram momentos de grandes reflexões. E a festa foi linda, emocionante...

No fundo eu sabia que os desafios estavam apenas começando e a jornada não seria tão simples, mas naquele momento, o importante era celebrar. Todas as conquistas, pequenas ou grandes, todos os momentos bons da vida merecem ser celebrados. Com o canudo na mão minha mente acelerada já pensava nos próximos passos e tudo que iria se movimentar.

Novo desafio

Eu queria alcançar um objetivo mais audacioso. Percebi que gostaria de estabilidade na profissão e quis fazer concurso público. Eu já sabia que poderia passar, mas minhas notas não poderiam ser médias. Era necessário passar com boa nota, então deveria escolher bem o concurso que me proporcionasse essa condição. Veio-me a ideia de tentar um concurso para bancário. Havia muitas vagas e a nota de corte não era tão alta como em outros concursos. Passei um ano estudando dentro de bibliotecas, como na universidade, e usei a estratégia testada e aprovada por mim, claro. Não conseguia estudar em outro lugar.

Em meu primeiro concurso consegui ser aprovado para a Caixa Econômica Federal em 20º lugar, em um universo de 70 mil pessoas. Nem eu acreditava. Mas foi um divisor de águas para que eu continuasse a sonhar. Passei a usar roupas sociais e trabalhar com pessoas diversas. Era um ambiente altamente acolhedor. Estava na cidade de Sete Lagoas em Minas Gerais, e foi uma das épocas que eu me senti mais feliz. Era tudo novo. Trabalho, amigos, pessoas e relacionamentos afetivos. Foi o local em que passei a receber meus primeiros proventos mensalmente. Destaquei-me pela criatividade e pela facilidade de me comunicar com as pessoas. Em menos de um ano eu era um dos maiores vendedores de produtos bancários do Estado de Minas Gerais.

Em contrapartida, sofria muito porque não conseguia administrar a papelada das vendas e dos atendimentos. Alguns parceiros de trabalho mais conscientes perceberam e me ajudavam no processo. E por mais que eu me concentrasse eu não conseguia entregar todas as documentações ajustadas como as outras pessoas.

48 GERAÇÃO TDAH

Eu era importante para a agência, contudo não conseguia me adaptar para atender a parte burocrática da instituição. Meu chefe que na época não gostava muito de mim, me dizia que não adiantava vender bem e não conseguir organizar a própria mesa e estar atento aos horários e o ponto eletrônico. Eu estranhava, pois observava que as pessoas não tinham essa dificuldade. Embora não vendessem como eu, realizavam um trabalho competente de organização. Eu não sabia que tinha dificuldade nas funções executivas e muitas vezes era chamado de pessoa desorganizada.

Mas o meu chefe geral sabia que eu tinha um grande potencial para as vendas e conseguia aparar as arestas com meu chefe direto. Com o tempo, esse chefe mais insatisfeito com meu rendimento burocrático tornou-se um grande amigo, pois estive ao lado dele em momento de muita dificuldade em sua vida pessoal. Naquela ocasião, já existiam lampejos de um futuro psicólogo e eu nem imaginava. Mas eu precisava buscar outros lugares e ser feliz em outras atividades. Minha mente tinha uma sede insaciável de crescimento.

Retomei meus estudos dentro da biblioteca e consegui passar no concurso para administrador da Universidade Federal de Juiz de Fora. Foi assustador.

Senti saudade do trabalho anterior. Embora fosse desorganizado eu conseguia colocar meu talento de convencimento ao meu favor e lograr êxito profissional.

Dentro da UFJF encontrei padrões rígidos de atividades e não conseguia exercer com o mesmo êxito as minhas funções. Todos os dias era um sofrimento. Confesso que até hoje ainda é. Financeiramente respirei mais e consegui ter acesso a bens materiais, embora meu controle financeiro nunca tenha sido efetivamente muito bom.

Eu não sabia que atividades muito burocráticas geram desinteresse em pessoas com TDAH e meu sofrimento foi muito maior. Nenhum dinheiro era capaz de amenizar as dificuldades de viver elaborando relatórios e participando de reuniões que a meu ver não eram efetivas. Tornei-me uma pessoa extremamente irritada com essa dinâmica e embarquei em uma jornada muito perigosa.

Minha vida era um show

Hoje eu dou grandes risadas dessa fase, mas foi catastrófica. Aprendi a organizar e executar eventos. Era algo imensamente sedutor e que me gerava adrenalina e um apetite por riscos. Isso é muito comum em pessoas que possuem TDAH. Mas, eu ainda estava bem distante do meu diagnóstico.

Era interessante trabalhar com entretenimento para as pessoas. Eu gostava e gosto de fazer isso. De vez em quando atuo na organização de alguns eventos corporativos na cidade de Juiz de Fora. Mas eu queria crescer. No meu pensamento queria realizar um grande show na cidade de Juiz de Fora. E não se assustem... O show aconteceu e foi um sucesso. O público aclamou e pediu novas oportunidades como aquela. Era uma forma de ter meus mecanismos de fuga do meu cargo de servidor público e nas horas vagas eu trabalhava como sócio e produtor de eventos.

Então, busquei fazer algo muito maior. Para 15 mil pessoas. Foi em um grande parque de exposições e tinha tudo para dar certo. Estava movido por grande adrenalina e o sucesso anterior me embriagou. Não consegui perceber que esse mercado de eventos é um tanto desafiador. Entre esses desafios estava encontrar pessoas honestas e capazes de fazerem as coisas certas.

Eu vivia aflito. Comecei a observar que aquele mundo de sonhos era apenas uma ilusão e a maior parte das pessoas ao meu redor não eram como eu imaginava. Pessoas em quem eu confiava começaram a sabotar o evento que acabou sendo uma confusão. O rombo financeiro foi muito maior do que qualquer alegria transitória e a minha sensação de fracasso aflorou. Até hostilidades drásticas eu sofri. O cenário era tenebroso. Eu me perguntava: *onde eu me enfiei?* Era um barco à deriva, completamente desiludido e sem nenhum parque de diversões para extravasar o meu déficit de dopamina. Era necessário passar pelo luto, assumir as responsabilidades e reconstruir a minha história.

Rota de fuga

Naquela época eu já havia começado a ingerir álcool excessivamente. Era a única coisa que me tranquilizava perante toda aquela confusão emocional. Sentia-me mais corajoso ao beber e isso fazia com que eu me socializasse mais com as pessoas. Tinha dificuldades em me expressar e o álcool foi uma das saídas na época. Mas, eu não esperava que se alguém tem um interior conturbado aquelas emoções mal administradas surgiriam de forma mais desarranjada possível.

Eu era outra pessoa quando bebia. Fazia uma catarse da raiva guardada nos momentos de sobriedade.

52 GERAÇÃO TDAH

Tudo que estava dentro de mim era expelido em formas de xingamentos e comportamentos agressivos. Sim. É uma parte triste da minha vida. Naquele momento, era um rapaz de 24 anos, inseguro, imaturo e procurava nessas atitudes uma forma de ser feliz.

Não sabia que a felicidade era proveniente da paz íntima. Eu buscava nas distrações do mundo uma anestesia para meus sofrimentos. De certa forma, aquilo me ajudava a soltar aquela fera que havia dentro de mim e que se sentia a pior pessoa do mundo. Infelizmente magoei muitas pessoas nessa fase. Nem todas conseguiram me perdoar e eu sinto muito.

Desde novo entendia que o álcool e qualquer outro tipo de prazer transitório era uma forma de esquecer aquilo que eu deveria enfrentar. E isso não evitou que eu magoasse algumas pessoas, decepcionasse meus pais e amigos.

Ainda tenho 39 anos enquanto escrevo essas páginas e espero de coração que se eu feri alguém e não tenha conseguido pedir perdão que essa pessoa possa me perdoar. Eu me sentia aquele garoto inseguro da infância e desprotegido. Não gostaria que fosse assim, mas foi o que aconteceu.

A fim de ilustrar o que eu passei nessa fase trago para essa obra uma experiência que foi muito impactante. Bastante impulsivo no ato de tomar bebidas alcoólicas participei de uma confraternização. Nada era o suficiente para mim. Após a festa e completamente alterado fui com alguns amigos a uma boate no Rio de Janeiro. Eu tropeçava nas pernas e nesse processo acabei derrubando um homem. Eu não sabia, mas ele era um traficante conhecido e ficou bastante irritado. E avisou que se não me retirassem do ambiente acabaria com minha vida. Completamente fora de mim eu não quis ir embora, então seus capangas me ensinaram de um jeito cruel que eu não deveria me comportar daquela forma. Fiquei machucado demais. Por dentro e por fora. Meu pai foi me buscar e me encontrou completamente arrebentado. Eu não tinha mais dignidade. Não sentia mais merecimento de nada. Apenas queria esquecer aquele momento e anestesiar as minhas feridas emocionais.

Passei por dezenas de tantas outras tragédias piores ou iguais a essa. Era alguém que perdeu a essência, a dignidade e rumo da própria vida. Foi bastante doloroso para todo mundo ao meu redor. Ver uma pessoa com tamanho potencial se entregando às compulsões da vida. Eu estava em rota de fuga e em busca de um prazer que também é derivado do TDAH. Meu sistema de recompensa desejava mais e mais prazeres, mas eu já estava buscando das piores formas possíveis.

Mais à frente revisitarei essa fase da minha vida para lhe revelar como consegui vencer meus dramas. Não me tornei uma pessoa perfeita, mas hoje já consigo expressar aquilo que sinto com assertividade. Não é necessário fugir tanto da verdade com medo de desagradar como antes.

Mestrado em administração

Para dar um novo rumo a minha vida precisava de um novo propósito. Decidi voltar para a vida acadêmica. Eu teria um retorno financeiro interessante ao realizar mestrado e poderia lecionar em alguma faculdade. Ainda no fundo do poço, com muitas dificuldades financeiras, passei por processos bastante depressivos até entender que aquele era um caminho importante para a minha jornada.

Acreditava que no futuro poderia dar aulas ainda que ficasse apavorado com todas aquelas pessoas da Banca de aprovação da Universidade me observando. Eu seria exposto, mas naquele momento não queria pensar naquilo. O foco era o mestrado.

Fui desafiado de todas as formas e maneiras. Senti-me, novamente, um peixe fora do aquário. Estava entre executivos e estudiosos preparados para grandes apresentações e resultados. Eu me comparava e tinha certeza de que jamais conseguiria fazer metade do que eles faziam. E era o aluno que sempre chegava atrasado. Não acompanhava as leituras do livro. Não entregava os trabalhos no tempo correto. Muitas vezes, frustrado, não comparecia às aulas. Sentia que era menosprezado pelos colegas de classe. Eles eram mais bem sucedidos que eu. Eles tinham motivo, na minha percepção da época, para agirem daquela forma e eu consentia.

Na realidade, não sabia expressar as minhas emoções e não tinha mais a minha avó, não tinha apoio emocional algum e estava num buraco financeiro enorme. E nem se falava em psicoterapia. De fato, era algo para "maluco" no ano de 2012. Sentia-me culpado, triste e desencorajado para vencer aquele desafio. Naquele ano as perspectivas sobre saúde mental ainda eram muito incipientes e eu nem desconfiava que tivesse TDAH. Não sabia nem que existiam transtornos emocionais e nem que poderiam ser tratados. Estava em um labirinto e encarcerado dentro das minhas próprias emoções.

No meio dessa turbulência emocional aconteceu um longo período de greve no meu exercício de servidor público. O que parecia ser um desastre se tornou em oportunidade: com tempo livre, consegui quatro meses para terminar minha dissertação de mestrado. Eu recorri a uma velha amiga: a biblioteca. Só de entrar, eu me sentia aliviado e mais confiante. Todos os dias da semana, 12 horas por dia eu ficava lá escrevendo e buscando as referências de obras de autores sobre o meu tema: perfis de liderança. Já era meu primeiro contato com emoções, posturas, condutas e isso tudo me remetia à psicologia. Eu apenas não percebia naquele momento o quanto eu era apaixonado por essa ciência. Só queria terminar o trabalho.

Na primeira apresentação de qualificação meu orientador não pôde estar presente e a Banca teve bastante pena de mim. Consideraram que eu deveria mudar praticamente tudo o que havia escrito. Entrei em desespero e pensei em abandonar o mestrado. Não tinha um ombro amigo em quem me apoiar.

Eu seria cobrado pela minha família por não terminar o mestrado. Mas uma senhora da Banca se sentou ao meu lado calmamente. Passou-me confiança. Disse que a ideia era excelente. Eu só precisava estruturar melhor os textos e costurar os parágrafos. E com uma simples alteração na metodologia conseguiria passar.

Foi a fase da minha vida que conheci uma estratégia chamada revisão de textos. Com muito carinho, a senhora passou-me o contato de uma grande revisora. Não era barato, mas eu precisava. Não sabia fazer o que me foi pedido. Na verdade, essa é uma cruz que a maioria dos graduandos e pós-graduandos carrega – como estruturar o trabalho, como obedecer à regra X, Y, – mas penso que para quem tem TDAH é pior – ainda mais sem ter noção desse diagnóstico como era o meu caso na época – porque a mente tende a ser desorganizada. E essa desorganização mental e a aceleração dos pensamentos traziam-me esse desafio.

Entrei em contato com a revisora que me atendeu prontamente. Expus meus desafios e disse o que precisava ser feito. Enquanto ela estruturaria o trabalho com os textos que montei, em paralelo, eu iria modificar algumas questões metodológicas com meu orientador. Fiquei focado no essencial: a ideia central do texto e as narrativas das conclusões que eu precisava organizar. Naquilo eu era bom. E naquilo em que não era, deleguei.

Quando os textos voltaram da revisora eu chorei copiosamente. Ela formatou as minhas ideias exatamente como eu gostaria de colocar no papel e não conseguia. Solucionou aquilo em que eu não era

58 GERAÇÃO TDAH

bom o suficiente. E descobri, que na verdade, não preciso ser bom em tudo.

Ainda hoje olho para o passado e vejo que poderia ter delegado tantas coisas para que as minhas ideias fluíssem de forma mais organizada e estruturada! Mas são aprendizados que temos quando erramos.

Acredito que a maior parte das pessoas que consegue realizar algo errou muito. E comigo não seria diferente. Estamos, transitoriamente no planeta, para aprender e sermos pessoas melhores do que chegamos. Ainda há quem estimule essa necessidade, que nunca é saciada, de prosperidade a todo custo. Trazer esse discurso que um venceu na vida porque possui bens materiais e outros não pode destruir as emoções das pessoas. É altamente tóxico pensar dessa forma.

Acredito fielmente que os grandes vencedores da vida são os que enfrentam trânsitos enormes nas cidades e atuam como prestadores de serviço. E quando chegam a casa ainda precisam ser pais ou mães, descansar e novamente retomar o trabalho no dia seguinte. Esses, na minha percepção são os grandes heróis da humanidade.

Eu consegui apresentar a dissertação de mestrado e provocar emoções na Banca. Eles não imaginavam que o trabalho poderia ficar melhor e, sinceramente, nem eu. Ainda tinha vergonha de chorar, mas por dentro surgiu uma alegria muito grande. Era um alívio. Eu consegui o título e de alguma forma trouxe paz para meu coração.

Transtorno de pânico

Após a superação do título de mestrado achei que ficaria feliz. Acreditava que a felicidade vinha de fora para dentro. Pelo contrário. Sentia-me com um enorme vazio existencial e não compreendia os motivos disso. Foi nesse momento que recebi a visita do transtorno de pânico em minha vida. Era 2014. Eu almoçara com um amigo e retornava para casa quando a minha visão começou a ficar turva, tive palpitações enormes no coração, mãos suadas e comecei a achar que estava morrendo. Estava dentro de um ônibus no Rio de Janeiro e envergonhado com meus sintomas. Quando não mais consegui fingir o que estava acontecendo comecei a berrar e chorar. Algumas pessoas se aproximaram e me deitaram no fundo do ônibus. Acreditei que a morte era eminente. Sentia que estava morrendo e nada mais poderia me auxiliar. Chamaram a ambulância e fui levado ao hospital para ser atendido na emergência. Não havia nada errado nos exames cardiológicos. Eu acabara de ter um episódio de pânico.

A minha vida mudou. Passei a ter medo de entrar em transportes públicos, medo de altura, de sair de casa e qualquer situação que me fizesse sentir aqueles sintomas novamente.

Quando eu imaginava que tudo poderia melhorar na minha vida essa situação me dominou de uma forma que precisei ficar afastado do trabalho. E minha condição afetou todos os meus relacionamentos. Eu senti que não tinha mais controle sobre mim. O sentimento era: e agora? Como farei diante disso?

As estratégias que eu havia inserido em minha vida foram por água abaixo. Não tinha mais rotinas e não conseguia me concentrar para fazer mais nada. Toda confiança que eu começara a adquirir foi perdida junto com todas as minhas esperanças e sonhos.

Tornei-me irredutível quanto a buscar ajuda psiquiátrica e terapêutica. Eu só queria me curar sem me esforçar tanto para isso. Cometi o grande engano de me automedicar quando tinha sintomas agudos do transtorno de pânico.

Foram dois anos tratando apenas os efeitos do transtorno. Todavia, as medicações não faziam mais efeito e comecei a ficar vulnerável novamente.

O recomeço

Foi nesse momento que decidi sair do Rio de Janeiro e distanciar-me de situações difíceis. O ambiente em casa estava se tornando tóxico, difícil para que eu conseguisse me curar. Precisava recomeçar a minha vida de modo independente. Fui orientado a ir para a cidade de Juiz de Fora, em Minas Gerais, pois não era distante do Rio de Janeiro.

Ao chegar à cidade estava sozinho. Colocaram-me para trabalhar na área financeira, na Universidade Federal de Juiz de Fora e não consegui um bom desempenho. Os métodos eram estruturados e eu já não conseguia acompanhar aquela rotina intensa de números. Sempre tive dificuldade de executar tarefas muito metódicas ou burocráticas, sem margem para criatividade. Algo que perceberia bem mais tarde, quando já tivesse o conhecimento sobre TDAH, é que meu perfil é de trabalhar mais com ideias e estratégias.

Além disso, eu precisava me cuidar. Segui os conselhos de um amigo e busquei uma psiquiatra que me receitou algumas medicações. Mas ela deixou muito claro que eu precisava tratar as causas. Já era o ano de 2016. E finalmente me convenci a fazer terapia. Era necessário entender os meus conflitos e

62 GERAÇÃO TDAH

como resolvê-los. A minha mente era desorganizada e sempre fui bastante impulsivo, repito.

Foi a melhor decisão da minha vida. Embora fosse uma tarefa árdua, olhar para dentro de mim era necessário. A psicóloga foi um divisor de águas na minha vida. De uma forma muito atenciosa foi propiciando-me a percepção de meus conflitos para que eu os compreendesse e tomasse decisões mais maduras na vida.

Foi amor à primeira vista (a terapia, veja bem, rsrs). Nunca imaginei que iria gostar de fazer terapia. Havia alguém diante de mim pronta para me ouvir sem me julgar. Achei fascinante e me senti aliviado. Eu poderia tratar as minhas questões emocionais com alguém que se preocupava comigo e não debochava de quem e como eu era.

Logo, consegui administrar o transtorno de pânico e me sentia mais funcional. Tinha a minha casa, os meus hábitos e fazia aquilo que bem entendia, longe da família. Finalmente tive a oportunidade de ser eu mesmo e não me achar uma aberração por isso. Tais fatores me tocaram profundamente. Mas, naquele momento, repito, ainda não sabia do diagnóstico de TDAH.

Eu me tornara uma pessoa menos conflituosa e percebi que a psicologia me ofertara algo que nenhum remédio de farmácia poderia ofertar: a capacidade de ser eu mesmo, assumir minha identidade e buscar ser feliz. E junto veio o desejo de retribuir, capacitando-me para oferecer às pessoas aquilo que eu conseguira com o controle do transtorno de pânico e todo o processo em torno dele.

A surpresa

Então, em 2017, decidi me matricular na faculdade de psicologia. Eu sabia que seriam cinco anos. Era um verdadeiro sofrimento para mim. Embora fosse apaixonado pelo comportamento humano tínhamos provas, aulas e todo um processo de rotinas a cumprir. Como de praxe em minha vida de universitário eu não tinha caderno, não me concentrava nas aulas e tirava notas médias. Parecia que tinha voltado à faculdade de administração. Por muitas vezes fui chamado por colegas de sala de descompromissado e novamente rotulado: eu jamais conseguiria ser psicólogo pela minha pouca disponibilidade para fazer o curso. Não era possível que aquilo estivesse acontecendo novamente, pensei.

64 GERAÇÃO TDAH

Então, nesse momento a minha psicóloga pediu-me um teste. Foram várias sessões até que, em 2019 descobri que tinha TDAH. Ninguém sabia. Eu não queria contar nem para mim. Fiquei extremamente triste por ser diagnosticado e decidi até sair da terapia. Era um paradoxo. Estava cursando psicologia e fugindo da terapia. No fundo, eu estava um pouco cansado do que as pessoas iriam dizer e sem muita paciência para esse processo. Eu mentia para mim próprio.

Mas a vida tem seu jeitinho de nos fazer encarar verdades. Quando iniciei o estágio, a primeira pessoa que eu atendi tinha TDAH! Fiquei desnorteado. Julguei que fosse uma depressão ou ansiedade, mas não... Era TDAH.

O meu compromisso com o paciente falou mais alto. Comecei a me debruçar sobre o tema e descobri que a cura do paciente também era a minha cura. Todas as vezes que ele falava de suas dificuldades eu me recordava que fazia tudo muito semelhante. Quando ele chorava eu segurava o choro. Eu estava prestes a me formar e tinha um paciente com os mesmos sintomas que eu. Na minha cabeça não me sentia merecedor do diploma, pois precisava aceitar o tratamento como aquele rapaz.

Ao estudar o histórico de vida do paciente pude trazer ideias e estratégias para que ele pudesse superar suas dificuldades. Ao mesmo tempo decidi que iria utilizá-las para mim. Eram duas pessoas adoecidas dentro da sala e que precisavam ser tratadas.

Encontrei um psiquiatra muito especial. Trouxe-me orientações sobre como administrar os sintomas do transtorno. Passei a tomar os remédios e suplementos que ele me receitou. Naquele instante percebi que precisava buscar a dopamina "de longo prazo" para administrar tudo aquilo que eu sentia. Precisei revisitar o meu estilo de vida e me aceitar como eu sou. E passei a levar a sério as mudanças de atitude necessárias para conseguir ser um indivíduo mais funcional dentro da minha vida.

Um ser com TDAH precisa tomar certos cuidados diariamente e neste livro compartilharei com você as estratégias e soluções que adoto para que se inspire e encontre também as suas.

Contei para você um pouco das angústias e aflições que passei diante das minhas dificuldades emocionais e dos transtornos que surgiram na minha existência. Veja, apesar desse emaranhado cenário de questões difíceis e complexas, eu estou aqui. Hoje me sinto feliz por atender – entre portadores de outros

66 GERAÇÃO TDAH

transtornos – pessoas que têm TDAH como eu e dizer para elas que é possível administrar os sintomas. A cada dia que passo enxergo que a cura de um paciente também é um pouco do meu processo de cura. Sou muito grato pela oportunidade de ser psicólogo e me orgulho em dizer que tenho TDAH e não sou pior do que ninguém por isso.

Mas antes de apresentar quais estratégias eu trouxe para a minha vida gostaria que você compreendesse um pouco mais sobre os aspectos psiquiátricos do TDAH que o Roberto nos traz na sequência.

4

Abordagens terapêuticas do TDAH

Quantas emoções o Rafael nos passa, não? Para dar uma respirada e enxugar as lágrimas e por que é importante sabermos um pouco mais sobre o que a ciência tem a dizer sobre o TDAH vou passar nesse capítulo algumas informações sobre as abordagens do transtorno. Elas são importantes para quem lida com esse quadro – paciente, família, profissionais da saúde e pesquisadores.

Iniciemos por breves pinceladas no contexto histórico, que a princípio você pode achar irrelevante e até dizer: para que eu preciso saber da história do TDAH? Na verdade, quanto mais conhecermos sobre o assunto mais domínio teremos sobre as questões

68 GERAÇÃO TDAH

alusivas e traçaremos caminhos mais seguros para vivenciá-lo.

Primeiros relatos e descrições históricas

O Transtorno de Déficit de Atenção e Hiperatividade (TDAH), embora descrito formalmente apenas nas últimas décadas, apresenta raízes históricas que remontam a relatos de comportamento impulsivo, desatento e hiperativo em diferentes períodos. A compreensão do TDAH evoluiu ao longo do tempo, influenciada pelo avanço das ciências médicas, mudanças sociais e culturais, e o desenvolvimento de novos métodos de diagnóstico e tratamento.

a) Antes da terminologia moderna: comportamentos relacionados ao que hoje chamamos de TDAH foram descritos de maneira informal por filósofos, educadores e médicos ao longo da história. No século XVIII, filósofos como John Locke mencionavam crianças "incapazes de permanecer atentas".

b) **Primeira descrição médica:** em 1798, o médico escocês Sir Alexander Crichton publicou um texto no qual descrevia "atenção desordenada", mencionando sintomas de distração excessiva e dificuldade de foco, características semelhantes ao TDAH moderno.

c) **Era Vitoriana e a psicologia infantil:** durante os séculos XIX e início do XX, a educação e a moralidade eram centralizadas no comportamento infantil. Crianças com dificuldade de concentração e impulsividade eram frequentemente rotuladas como desobedientes ou mal-educadas. A crescente profissionalização da psiquiatria começou a abordar o comportamento infantil como um campo de estudo médico, embora sem a terminologia que hoje associamos ao TDAH.

Primeiros avanços no século XX

a) **1917-1918 – encefalite letárgica:** durante uma epidemia de encefalite, médicos observaram em algumas crianças (pacientes) sintomas de impulsividade, desatenção e hiperatividade. Isso levou ao conceito inicial de que esses comportamentos poderiam ter uma base neurológica.

b) **1930 – disfunção cerebral mínima (DBM):** nos anos 1930 e 1940, o termo "disfunção cerebral mínima" foi usado para descrever crianças com dificuldades de comportamento e aprendizagem, embora a terminologia fosse vaga e abrangente.

70 GERAÇÃO TDAH

c) 1950 – relação com a hiperatividade: na década de 1950, a atenção médica começou a se concentrar mais na hiperatividade como uma característica definidora.

Surgimento do TDAH como diagnóstico

a) 1960-1970 – Transtorno hipercinético: a primeira terminologia oficial surgiu nos manuais de psiquiatria (DSM-II, 1968), onde o transtorno foi denominado "reação hipercinética da infância". Esse diagnóstico enfatizava a hiperatividade.

b) 1980 – Introdução do TDAH: o DSM-III (1980) introduziu o termo "Transtorno de Déficit de Atenção", permitindo o diagnóstico com ou sem hiperatividade, reconhecendo os sintomas de desatenção como centrais.

c) 1994 – TDAH moderno: no DSM-IV, o transtorno passou a ser categorizado em três subtipos: predominantemente desatento; predominantemente hiperativo/impulsivo; e combinado. Essa classificação é amplamente utilizada até hoje.

Mudanças culturais e sociais

a) Expansão da educação formal: com o surgimento da educação obrigatória em massa, as dificuldades de crianças desatentas e hiperativas se tornaram mais evidentes em ambientes escolares estruturados.

b) **Industrialização e normas sociais:** a sociedade moderna, com ênfase em disciplina e produtividade, destacou as dificuldades enfrentadas por pessoas com TDAH em cumprir normas rígidas.

Reconhecimento global e controvérsias

a) **Popularização e aumento dos diagnósticos:** no final do século XX e início do século XXI, o diagnóstico de TDAH cresceu significativamente, especialmente em países industrializados, onde os padrões educacionais e comportamentais são estritamente regulamentados.

b) **Debates sobre diagnóstico excessivo:** houve discussões sobre se o TDAH estaria sendo superdiagnosticado em algumas regiões ou subdiagnosticado em outras, especialmente em culturas onde os sintomas são menos reconhecidos. Existem alguns vieses importantes que devem ser considerados, por exemplo, onde há mais diagnóstico, há mais remédios comercializados e, também, muitos buscam este diagnóstico para justificar o acesso a medicamentos que causam doping cognitivo.

72 GERAÇÃO TDAH

c) **Estigma e aceitação:** o TDAH passou a ser mais aceito como um transtorno neurodesenvolvimental legítimo, mas ainda enfrenta estigmas relacionados à sua compreensão pública.

Avanços recentes

a) **Neurociência e genética:** estudos contemporâneos mostram que o TDAH tem uma base neurobiológica e forte componente genético, com alterações em áreas do cérebro como o córtex pré-frontal e os circuitos dopaminérgicos, ou seja, que geram dopamina no organismo.

b) **Medicina integrativa:** a Medicina Integrativa no tratamento do TDAH adota uma abordagem holística, combinando terapias convencionais com práticas alternativas para promover o bem-estar físico, emocional e mental. Ela foca em melhorar a qualidade de vida do indivíduo, abordando as causas subjacentes e não apenas os sintomas. Alguns dos seus papéis incluem:

- **Nutrição personalizada:** melhorar a alimentação com alimentos ricos em nutrientes essenciais para o cérebro, como ácidos graxos ômega-3, vitaminas e minerais. (Como a questão nutricional é muito importante para a qualidade de saúde do portador de TDAH, voltaremos a essa mais adiante no livro).

• **Terapias complementares:** uso de práticas como acupuntura, meditação, *yoga* e *mindfulness* para reduzir o estresse, melhorar o foco e aumentar a regulação emocional.

• **Suplementação e fitoterapia:** uso de suplementos e ervas para apoiar o equilíbrio neuroquímico, como o uso de ômega-3 e zinco.

• **Estilo de vida saudável:** encorajamento de hábitos saudáveis, como exercícios físicos regulares e uma rotina de sono adequada.

c) **Foco no espectro:** o TDAH agora é entendido como um transtorno no espectro, com níveis variados de gravidade e manifestações diferentes em cada indivíduo.

d) **Diagnóstico em adultos:** até meados do século XX, acreditava-se que o TDAH era exclusivamente infantil. Hoje, é amplamente reconhecido que ele persiste na vida adulta em muitos casos.

Campos de cuidados com a saúde

Trouxemos resumidamente o contexto histórico em que se situa o TDAH. Vejamos agora as diferentes

74 GERAÇÃO TDAH

abordagens nos campos de cuidados com a saúde que podem auxiliar aos pacientes e familiares na administração dos aspectos desse quadro clínico.

É importante saber, antes, o que são e como agem os neurotransmissores, a dopamina, o córtex pré-frontal e o que a associação entre eles influencia no quadro clínico. Não se preocupe, não vou falar como se estivesse numa reunião de médicos ou cientistas, mas como se estivéssemos numa boa conversa sobre a vida. Então, vamos lá:

NEUROTRANSMISSORES

Eles são como mensageiros químicos que ajudam as células do nosso cérebro e do sistema nervoso a se comunicarem. Imagine que os neurônios são como pessoas conversando. Para que uma pessoa fale com a outra, ela precisa usar palavras. No caso dos neurônios, essas "palavras" são os neurotransmissores. Eles são essenciais para muitas funções do nosso corpo, como movimento, emoções, e até a maneira como pensamos, aprendemos e vivenciamos nossas experiências no mundo.

Alguns exemplos principais incluem a **dopamina** (relacionada à recompensa, motivação e prazer), a **serotonina** (associada ao humor e bem-estar), a **acetilcolina** (envolvida na memória e no controle muscular), o **GABA** (inibidor que reduz a excitabilidade dos neurônios), o **glutamato** (principal excitador do cérebro, essencial para aprendizado e memória) e a **noradrenalina** (ligada à atenção e resposta ao estresse).

A importância desses compostos está no equilíbrio que proporcionam ao corpo: desequilíbrios podem levar a condições como TDAH, depressão, ansiedade, epilepsia e *parkinson*.

Embora diversas regiões do cérebro e vários neurotransmissores tenham sido implicados no surgimento dos sintomas de TDAH, a dopamina e o córtex pré-frontal se tornaram o foco das investigações.

DOPAMINA

A relação entre a dopamina e o TDAH é central para a compreensão do transtorno. Esse neurotransmissor desempenha um papel importante em várias funções do nosso corpo e mente, incluindo prazer e recompensa, motivação e aprendizado. Muitas vezes é chamada de "hormônio do prazer" porque está envolvida na sensação de satisfação e recompensa, pois quando fazemos algo de que gostamos, como ouvir uma música agradável ou comer um doce, a dopamina é liberada, trazendo bem-estar.

Além de promover o prazer, a dopamina também nos ajuda a ter motivação para realizar tarefas. Quando sabemos que uma atividade nos trará prazer ou recompensa, ela nos incentiva a realizá-la. E em relação ao aprendizado, nos ajuda a associar comportamentos a recompensas, o que nos ensina a repetir ações que nos trazem benefícios como aprender e nos desenvolvermos em áreas de interesse.

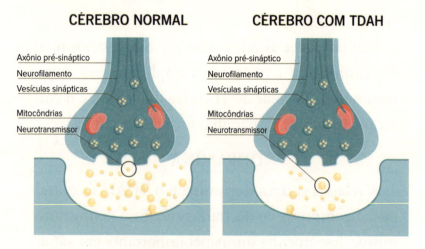

CÓRTEX PRÉ-FRONTAL

O córtex pré-frontal é uma região do cérebro localizada na parte da frente, logo atrás da testa. Ele é responsável por várias funções importantes, incluindo tomada de decisão, planejamento, controle de impulsos, resolução de problemas, regulação emocional e memória de trabalho.

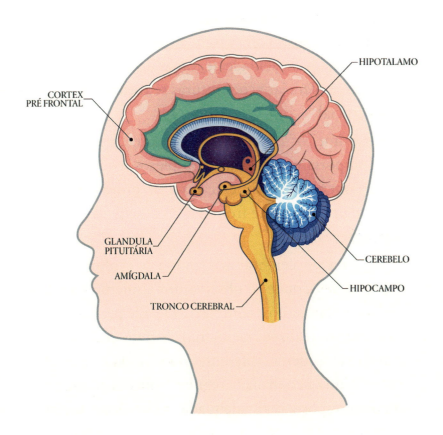

Nos primatas, o córtex pré-frontal evoluiu ao longo de milhões de anos. Embora os primatas não humanos também tenham um córtex pré-frontal, o de humanos é muito mais desenvolvido. Acredita-se que a expansão dessa região cerebral começou a se acentuar com o desenvolvimento de habilidades sociais complexas e a necessidade de planejamento em grupo.

78 GERAÇÃO TDAH

Ao passo que os ancestrais dos humanos se tornaram mais sociais e começaram a viver em comunidades maiores, a capacidade de tomar decisões, resolver conflitos e planejar ações futuras se tornou cada vez mais crucial.

Os primeiros hominídeos que começaram a exibir comportamentos mais complexos, como o uso de ferramentas e a cooperação social, provavelmente tinham um córtex pré-frontal mais desenvolvido que seus antecessores.

Essa região cerebral continuou a evoluir até o *Homo sapiens*, onde se observa um aumento significativo em tamanho e complexidade. Ele permite que os humanos realizem raciocínio abstrato, planejem o futuro e considerem diferentes possibilidades e resultados. Ajuda a controlar e regular emoções, permitindo uma resposta mais adequada em situações sociais complexas, assim com a capacidade de entender normas sociais, empatia e moralidade, avaliar situações e tomar decisões, considerando consequências futuras. Ou seja, o desenvolvimento do córtex pré-frontal foi fundamental, levando muito cientistas a acreditarem que essa é a principal mudança evolutiva que nos diferencia dos demais primatas.

O córtex pré-frontal é altamente plástico, ou seja, quando falamos em plasticidade em neurociência estamos nos referindo à capacidade de se adaptar e mudar ao longo da vida.

Imagine você ter um órgão que é influenciado por experiências, aprendizados e o ambiente ao seu redor. A maneira como vivemos, nos alimentamos, se decidimos perdoar ou não, carregar mágoas ou alegrias, as viagens e aventuras que vivemos, os livros que lemos, as informações nos noticiários que escolhemos consumir, os tipos de amizades, a prática de atividades físicas ou não, as memórias que recordamos ou ignoramos, tudo isso afetará intimamente o cérebro e o córtex pré-frontal ao longo dos anos. A busca constante pelo progresso e autoconhecimento, de certa forma, é uma maneira de nos mantermos saudáveis.

Outro aspecto interessante é que o córtex pré-frontal é uma das últimas áreas do cérebro a se desenvolver, atingindo sua maturidade completa apenas na faixa dos 25 anos. Isso explica, em parte, por que adolescentes podem tomar decisões impulsivas.

Associação entre dopamina, córtex pré-frontal e TDAH

A relação entre a dopamina e o córtex pré-frontal é necessária para entender a dinâmica cerebral saudável e os transtornos como o TDAH. A dopamina

80 GERAÇÃO TDAH

ajuda a motivar ações que podem levar a recompensas, enquanto o córtex pré-frontal avalia essas ações e controla os impulsos. Por exemplo, se você tem vontade de comer um doce, a dopamina pode torná-lo mais desejável, mas o córtex pré-frontal pode ajudá-lo a decidir se deve ou não comer, considerando fatores como saúde e metas, levando a um apurado sistema de regulação de comportamento.

Essa relação entre dopamina e córtex pré-frontal também leva ao aprendizado e adaptação. Quando o córtex pré-frontal reconhece que um comportamento (como estudar para uma prova) leva a uma recompensa (como boas notas), ele pode sinalizar para o sistema de dopamina que esse comportamento deve ser repetido.

Em pessoas com TDAH, há uma atividade reduzida de dopamina no córtex pré-frontal e no sistema de recompensa. Isso causa dificuldade em manter o foco, completar tarefas monótonas e evitar distrações. O sistema de recompensa hipossensível faz com que tarefas cotidianas ou sem gratificação imediata não sejam suficientemente motivadoras, levando a desatenção e procrastinação. E o mau funcionamento da dopamina afeta as redes cerebrais responsáveis pela troca eficiente de informações, contribuindo para os sintomas do TDAH.

A baixa dopamina no córtex pré-frontal compromete a capacidade de concentração, de priorizar informações relevantes e dificulta a inibição de respostas automáticas, contribuindo para decisões rápidas e sem reflexão. O cérebro busca estímulos externos para aumentar a liberação de dopamina, levando a comportamentos hiperativos.

Para compensar a baixa disponibilidade de dopamina, indivíduos com TDAH podem recorrer a comportamentos ou substâncias que aumentem rapidamente a liberação desse neurotransmissor. O uso de substâncias psicoativas (como álcool, nicotina, maconha ou estimulantes ilegais) ajuda temporariamente a melhorar sintomas como desatenção e impulsividade. Isso é conhecido como **hipótese da automedicação intuitiva**. Drogas como cocaína, anfetaminas e álcool aumentam os níveis de dopamina no cérebro, fornecendo alívio momentâneo. Esta alteração dopaminérgica pode justificar porque os indivíduos com TDAH têm duas a três vezes mais chances de desenvolver transtornos por uso de substâncias.

Além da busca de substâncias psicoativas que aumentam a dopamina, há também comportamentos e atividades que propiciam o aumento deste neurotransmissor no córtex pré-frontal. Pessoas com TDAH frequentemente buscam experiências novas e

82 GERAÇÃO TDAH

intensas em razão do baixo funcionamento do sistema de recompensa. Isso pode incluir esportes radicais, direção perigosa ou envolvimento em atividades ilegais. A disfunção no córtex pré-frontal, responsável por planejar e prever consequências, contribui para decisões impulsivas e comportamentos de risco. Além disso, as dificuldades em lidar com frustrações, baixa autoestima e maior vulnerabilidade ao estresse emocional também aumentam a probabilidade de engajamento em comportamentos de risco.

Há ainda uma gama de fatores relevantes que precisamos ter em mente para bem administrar o TDAH e sobre isso é que falarei agora, a começar da questão genética. Muitas pessoas, quando um ente querido apresenta qualquer alteração em relação ao que ainda se considera como "padrão normal" na estética ou funcionamento do corpo e mente, já perguntam: isso passa? Isso pega?

O que elas querem saber é se veio de algum dos pais ou se passará para as gerações futuras. Por ora, o que a medicina tem a dizer é o seguinte:

Fatores genéticos e TDAH

O TDAH é o transtorno mais prevalente do neurodesenvolvimento com hereditariedade em torno de 75%, afetando entre 5 a 8% das crianças em idade escolar no mundo. Destas crianças, 60 a 85% irão continuar com este transtorno na adolescência e até 60% irão permanecer com sintomas na idade adulta. Os estudos populacionais indicam que se uma criança tem o diagnóstico de TDAH, os pais e irmãos têm uma probabilidade de 2 a 8 vezes também de terem este diagnóstico quando comparados à população geral.

Os estudos ainda indicam que os meninos têm 2 a 9 vezes mais TDAH quando comparados às meninas. Outro dado importante é que 70% das crianças com diagnóstico de TDAH irá apresentar algum outro transtorno psiquiátrico como transtorno da aprendizagem, de ansiedade, do humor, da conduta e por abuso de substâncias.

Foram apresentadas diversas propostas de transmissão genética do TDAH incluindo uma relacionada ao sexo, que possivelmente explique o aumento significativo no sexo masculino. Outras teorias focaram em diversos genes que têm ação no metabolismo ou ação da dopamina, como o gene transportador de dopamina (DAT1 – dopamine transporter gene) ou genes relacionados ao receptor de dopamina D4. Além da questão genética outros fatores devem ser considerados.

Neuroinflamação e TDAH

Muitas pessoas se permitem levar uma vida do jeito que for, e quando aparece uma doença acreditam que podem recorrer ao médico, na esperança da cura através de pílulas mágicas. Esse é o modelo pregado por segmento da medicina voltada para a doença, sendo o médico algo próximo a um cativo da indústria farmacêutica somente um fornecedor de remédios.

Temos que tomar cuidado com alguns mitos que abrangem os transtornos mentais como é caso do TDAH. O estilo de vida influencia muito no aparecimento dos sintomas em quem já tem a predisposição genética e, também, pode levar ao surgimento de sintomas compatíveis com a doença em quem não tem esta predisposição. O motivo para o suposto diagnóstico de TDAH – cefaleia crônica, depressão, epilepsia ou oscilações de humor – pode não estar no seu DNA. Está naquilo de que você se alimenta e na vida que você leva.

De forma resumida, o seu estilo de vida pode ajudar a silenciar a expressão daqueles genes promotores de doenças no seu DNA, assim como ativá-los, e muito desta ação corresponde ao grau de inflamação no seu organismo. Não se trata apenas de prevenir ou tratar doenças; o controle da inflamação pode transformar a saúde cognitiva com mais produtividade, foco, concentração, bem-estar e clareza mental.

Apesar de todos os recursos farmacológicos que dispomos, paradoxalmente vivemos uma pandemia crescente de problemas cardíacos, diabetes, depressão, TDAH, doenças autoimunes, autismo, câncer, demência e assim por diante. Todas essas doenças apresentam correspondência com o estilo de vida.

Nunca na história se comeu tantos alimentos com baixo padrão nutricional e tão ricos em calorias. Nosso estilo de vida é um gerador de doenças e apesar da abundância de remédios usados, não se altera o gráfico crescente destas doenças, muito pelo contrário... E a origem dos problemas mentais é, em muitos casos, alimentar. Parece que quanto mais a ciência avança, mais encontramos e reafirmamos os antigos sábios que apontaram caminho de luz em que a medicina precisa avançar: é o caso de Hipócrates quando dizia que somos aquilo que comemos.

Nunca se comeu tantos alimentos ricos em calorias e tão pobres em nutrientes como agora. Há certo silêncio na comunidade científica em abordar este assunto, parece mais produtivo prescrever e vender remédios. Não são incomuns os relatos de pacientes que foram ao psiquiatra, e em menos de 20 ou 30 minutos de conversa (quando muito) receberam medicamentos e nem foram perguntados sobre alimentação, sono, estilo de vida, relacionamentos e assim por diante.

Só para citar um aspecto da importância dessa investigação minuciosa no consultório, muitos estudos referem que a gênese e a evolução de diversos problemas cerebrais coincidem em grande parte com o consumo excessivo de carboidratos e de gorduras saudáveis abaixo do necessário. Como diagnosticar isso em pouco tempo de contato com o paciente?

As doenças crônicas não transmissíveis, potencializadas pela inflamação, são a maior ameaça à saúde humana global. A inflamação está relacionada ao processo de envelhecimento natural e ao disparo de doenças que acometem o corpo. E nos últimos anos a neuroinflamação é um fator presente tanto nas doenças neurodegenerativas quanto nos transtornos psiquiátricos. Já está muito claro o impacto da inflamação no TDAH.

O medicamento na psiquiatria pode estar apenas "remediando", ou seja: retira os sinais e sintomas da doença que estão relacionados ou potencializados pela neuroinflamação, porém não muda aquilo que deixou a pessoa doente. Isso pode até agravar o problema ou cooperar para o surgimento de outros problemas de saúde. A doença passa a se expressar de outras formas.

Há muitos dados científicos que demonstram a relação complexa de vias pelas quais o sistema imunológico, como a inflamação, pode influenciar cérebro e comportamento. Está muito claro na literatura médica que a neuroinflamação afeta rotas dopaminérgicas, noradrenérgicas e glutamatérgicas intimamente relacionadas aos sintomas do TDAH.

Altos níveis de açúcar no sangue, ainda que a pessoa não seja diabética, consumo excessivo de carboidratos ao longo da vida, optar por dieta pobre em gorduras e sensibilidade ao glúten (proteína encontrada no trigo) aumentam muito o nível de inflamação basal do organismo gerando um ambiente para o surgimento de diversas doenças ou agravando aquelas que já existem.

Não é apenas para quem sofre da doença celíaca que está contraindicado o consumo de alimentos com glúten: muitas pessoas têm intolerância e não o sabem. O glúten pode causar o que chamamos de inflamação subclínica e a pessoa vai desenvolvendo

88 GERAÇÃO TDAH

várias doenças e não imagina que a causa pode ser o excesso de glúten oferecido pela sua dieta cotidiana.

Eixo intestino-cérebro e TDAH

A relação entre o intestino e o TDAH é um tema de crescente interesse na ciência, especialmente no contexto do eixo intestino-cérebro, que conecta diretamente a saúde intestinal ao funcionamento cerebral. Essa interação envolve comunicação bidirecional entre o sistema nervoso central e o sistema gastrointestinal, mediada por fatores como o microbioma intestinal, neurotransmissores e inflamação.

O intestino abriga trilhões de microrganismos que desempenham papéis essenciais na digestão, no metabolismo e na regulação do sistema imunológico e nervoso. Estudos mostram que pessoas com TDAH podem apresentar alterações no microbioma intestinal, com uma menor diversidade de bactérias benéficas, o que pode impactar o desenvolvimento e a função do cérebro. Bactérias intestinais ajudam na produção de neurotransmissores como dopamina e serotonina, que são essenciais para o controle da atenção, do humor e do comportamento.

Uma disfunção na barreira intestinal ("intestino permeável") pode permitir que toxinas e moléculas inflamatórias entrem na corrente sanguínea, contribuindo para a inflamação sistêmica e cerebral. Já a inflamação no cérebro está associada a sintomas de TDAH, como dificuldade de atenção e hiperatividade.

O intestino desempenha um papel crucial nesse processo, influenciando a resposta inflamatória do corpo, e uma dieta pobre em fibras, rica em açúcares e gorduras processadas pode prejudicar o equilíbrio do microbioma intestinal, agravando sintomas de TDAH. As fibras não são importantes apenas na formação de um bolo fecal saudável: os ácidos graxos de cadeia curta (AGCC), por exemplo, são subprodutos de bactérias benéficas durante a fermentação de fibras. Os AGCC têm efeito anti-inflamatório e protetor no cérebro relacionado ao maior desempenho cognitivo.

Algumas crianças com TDAH apresentam sensibilidade a certos alimentos (como glúten, laticínios ou corantes artificiais), que podem causar inflamação no intestino e intensificar sintomas comportamentais. Estudos vêm apontando que dietas específicas, como a restrição de alimentos processados e o aumento de alimentos integrais têm mostrado benefícios em alguns casos de TDAH e na qualidade de vida de forma geral.

O nervo vago e outras vias bioquímicas conectam o cérebro ao intestino, formando o eixo intestino-cérebro, permitindo que a saúde intestinal influencie processos cognitivos e emocionais. O estresse pode alterar a microbiota intestinal, e, em contrapartida, um intestino desequilibrado pode aumentar os níveis de estresse, criando um ciclo que pode agravar os sintomas do TDAH.

Pesquisas mostram que suplementar com probióticos pode melhorar o comportamento e a atenção em pessoas com TDAH, provavelmente em razão do impacto positivo no microbioma. Dietas ricas em fibras, vegetais e alimentos fermentados têm sido associadas à redução dos sintomas de TDAH, melhorando a saúde intestinal.

O intestino desempenha um papel fundamental no TDAH, influenciando a saúde cerebral por meio de mecanismos como o microbioma, a inflamação e a produção de neurotransmissores. Embora o TDAH tenha origem multifatorial, a saúde intestinal é um aspecto crucial para o manejo do transtorno. Abordagens que promovem a integridade intestinal e equilibram a microbiota podem complementar os tratamentos tradicionais, contribuindo para o bemestar geral.

Intoxicação por poluentes e TDAH

A relação entre a intoxicação por poluentes ambientais e TDAH tem sido amplamente estudada e está associada a fatores que afetam o desenvolvimento cerebral em crianças. A exposição a poluentes ocorre através do ar ou substâncias tóxicas em geral.

Estudos mostram que a exposição a altos níveis de poluentes, especialmente durante a gestação ou na infância, pode interferir no desenvolvimento do cérebro, afetando áreas como o córtex pré-frontal, que está relacionado ao controle de impulsos e atenção. Esses poluentes podem ser encontrados até no ar, como metais pesados, dióxido de nitrogênio e partículas finas. Já substâncias neurotóxicas como chumbo, mercúrio e pesticidas podem prejudicar a plasticidade neural, resultando em déficits cognitivos e comportamentais associados ao TDAH.

A exposição a poluentes ambientais pode levar ao aumento de marcadores inflamatórios e ao estresse oxidativo no organismo. Esses processos são conhecidos por impactar negativamente a função neural e estão implicados no surgimento de sintomas de TDAH. Substâncias tóxicas podem interferir na produção e regulação de neurotransmissores como a dopamina, que desempenha um papel crucial no controle da atenção, motivação e comportamento impulsivo.

Indivíduos com predisposição genética ao TDAH podem ser mais suscetíveis aos efeitos negativos de poluentes, resultando em uma interação complexa entre fatores genéticos e ambientais. A exposição prolongada a ambientes com alta carga de poluentes pode exacerbar sintomas em crianças geneticamente vulneráveis.

A exposição de gestantes a poluentes pode afetar diretamente o feto, aumentando o risco de alterações no desenvolvimento cerebral. Pesquisas apontam que a poluição do ar pode estar relacionada ao baixo peso ao nascer e problemas neurocognitivos posteriores.

Há uma série de fatores que afetam negativamente o desenvolvimento do cérebro durante a vida perinatal e a primeira infância que podem aumentar o risco de TDAH como tabagismo materno, exposição ao chumbo, aditivos alimentares, carências de ômega-3, consumo de álcool, hipóxia fetal, deficiência de zinco, corantes em alimentos entre outros fatores relacionados.

Pesquisas epidemiológicas e estudos de coorte – aqueles que estudam determinado grupo de pessoas em relação ao fato em análise – fornecem suporte para essa relação. Por exemplo, crianças expostas a altos níveis de chumbo têm maior probabilidade de apresentar sintomas de TDAH. Estudos com populações expostas a pesticidas organofosforados mostram uma associação direta com problemas de atenção e hiperatividade.

Embora o TDAH seja uma condição multifatorial, a intoxicação por poluentes ambientais é um fator significativo que pode contribuir para o surgimento ou agravamento dos sintomas. A prevenção inclui limitar a exposição a substâncias tóxicas, especialmente durante a gravidez e a infância, e adotar políticas públicas para reduzir a poluição.

Fatores sociais e TDAH

A relação entre fatores sociais e o TDAH é complexa, envolvendo interações entre ambiente, genética e desenvolvimento individual. Fatores sociais podem influenciar o surgimento, a gravidade e o manejo dos sintomas de TDAH.

Ambientes domésticos instáveis, marcados por conflitos, violência ou negligência podem agravar sintomas de TDAH, como impulsividade e dificuldade de atenção. Padrões parentais inconsistentes, como disciplina severa ou permissiva, podem dificultar a regulação emocional de crianças com TDAH. Por outro lado, pais que oferecem suporte estruturado podem ajudar a reduzir os sintomas.

O TDAH tem forte componente hereditário, e pais com sintomas podem influenciar o ambiente familiar de forma a intensificar desafios para a criança, saliento.

Crianças em condições socioeconômicas desfavoráveis enfrentam maior exposição ao estresse, alimentação inadequada, acesso limitado à saúde e educação de qualidade, fatores que podem amplificar os sintomas do TDAH. Famílias de baixa renda muitas vezes não têm recursos para diagnósticos, intervenções terapêuticas ou medicamentos, o que pode levar ao agravamento do transtorno.

Já escolas com falta de recursos, grandes números de alunos por professor e ausência de suporte individualizado podem dificultar a adaptação de crianças com TDAH, exacerbando problemas de comportamento e aprendizagem também. Crianças com TDAH frequentemente enfrentam estigmatização e rejeição social na escola, o que pode levar a baixa autoestima, isolamento e maior dificuldade em gerenciar sintomas.

Abuso, negligência, traumas ou exposição à violência podem aumentar a vulnerabilidade ao desenvolvimento de TDAH ou exacerbar sintomas já existentes. A exposição crônica ao estresse tóxico pode afetar o desenvolvimento cerebral, particularmente nas áreas relacionadas ao controle da atenção e regulação emocional.

A percepção do TDAH pode, portanto, variar de acordo com o contexto cultural, influenciando a identificação, aceitação e tratamento do transtorno. Ambientes que exigem altos níveis de organização, concentração e disciplina (como escolas ou empregos altamente estruturados) podem tornar os sintomas de TDAH mais evidentes e desafiadores para manejar.

Por outro lado, crianças com TDAH que recebem apoio consistente de familiares, amigos, professores e terapeutas têm melhores resultados no manejo dos sintomas. A ausência de suporte social pode levar a maior isolamento, dificuldades emocionais e pior desempenho escolar ou profissional.

Enfatizo que fatores sociais não causam diretamente o TDAH, mas têm um impacto significativo na forma como o transtorno se manifesta e é gerenciado. Abordagens que integram apoio familiar,

96 GERAÇÃO TDAH

educacional e comunitário são essenciais para minimizar os impactos negativos e promover o bem-estar de indivíduos com TDAH. Políticas públicas que reduzam desigualdades socioeconômicas e ofereçam acesso a diagnósticos e tratamentos também são fundamentais para melhorar os resultados.

Agora que você já conhece as principais abordagens terapêuticas à disposição dos portadores de TDAH, vamos descobrir no próximo capítulo quais estratégias estão à disposição para lidar com o transtorno.

5

Estratégias de administração do TDAH

Farmacoterapia e TDAH

A farmacoterapia é uma parte fundamental do tratamento para o TDAH. O objetivo principal do uso de medicamentos é controlar os sintomas principais do transtorno, como desatenção, impulsividade e hiperatividade. A escolha do medicamento é baseada nas necessidades individuais do paciente e pode ser ajustada ao longo do tempo para garantir o melhor controle dos sintomas e minimizar efeitos colaterais.

A seguir uma visão geral e simplificada da farmacoterapia no tratamento do TDAH.

Medicamentos estimulantes

Os estimulantes são, de longe, os medicamentos mais prescritos e eficazes no tratamento do TDAH, especialmente para crianças e adolescentes. Eles aumentam os níveis de dopamina e noradrenalina no cérebro, neurotransmissores que desempenham um papel crucial na atenção e no controle de impulsos:

- **Metilfenidato** (ex.: Ritalina, Concerta, Rubifen): é o estimulante mais comum. Ele atua de forma rápida e eficaz na melhora da atenção e da redução da hiperatividade.

- **Anfetamina** (ex.: Adderall, Vyvanse): funciona de forma semelhante ao metilfenidato, mas com um mecanismo ligeiramente diferente. A anfetamina tem um efeito mais prolongado e pode ser útil em casos em que o metilfenidato não apresenta boa resposta.

Esses medicamentos têm uma taxa de eficácia de cerca de 70-80% nos pacientes com TDAH. No entanto, podem apresentar efeitos colaterais como insônia, perda de apetite, aumento da pressão arterial e ansiedade.

Medicamentos não estimulantes

Em alguns casos, especialmente quando os estimulantes não são eficazes ou causam efeitos colaterais intoleráveis, são utilizados medicamentos não estimulantes. Eles não alteram os níveis de dopamina de forma tão direta, mas ainda ajudam a controlar os sintomas do TDAH.

- **Atomoxetina** (Strattera): é o medicamento não estimulante mais prescrito para TDAH. Ele age aumentando os níveis de noradrenalina no cérebro. A Atomoxetina tem uma eficácia mais lenta, mas pode ser uma boa opção para pacientes com histórico de abuso de substâncias ou aqueles que não toleram estimulantes.

- **Guanfacina** (Intuniv) e **Clonidina** (Kapvay): são medicamentos usados para tratar TDAH em crianças e adolescentes, especialmente quando há comorbidades com problemas de comportamento. Eles são mais comumente usados para reduzir a impulsividade e a hiperatividade.

Esses medicamentos tendem a ter menos efeitos colaterais do que os estimulantes, mas sua eficácia é geralmente menor, e podem ser necessários ajustes mais cuidadosos.

Tratamento combinado

Muitas vezes, uma combinação de medicamentos pode ser usada, especialmente em casos onde o TDAH é acompanhado de outros transtornos, como ansiedade ou depressão. O tratamento pode incluir estimulantes combinados com antidepressivos ou ansiolíticos, dependendo das necessidades do paciente.

Considerações importantes

A primeira delas é nunca, jamais, automedicar-se ou medicar alguém sem que você seja o profissional de saúde habilitado para tal, pois os resultados podem não ser os esperados, e até agravar sintomas. Além disso, essa atitude pode trazer problemas na esfera jurídica, ser considerada como prática ilegal da medicina, odontologia ou farmácia, e sujeita a penas (artigo 282 do Código Penal). Ninguém precisa disso, não é verdade?

A farmacoterapia requer acompanhamento médico constante para ajustar a dosagem e avaliar a eficácia do medicamento. O tratamento pode ser iniciado com doses baixas, que são gradualmente aumentadas para encontrar a dosagem ideal.

Efeitos colaterais como perda de apetite, insônia, aumento da pressão arterial e alterações de humor devem ser monitorados de perto. Em alguns casos, pode ser necessário mudar de medicamento ou ajustar a dosagem.

A farmacoterapia é uma ferramenta poderosa no controle dos sintomas do TDAH, mas deve ser combinada com outras abordagens para proporcionar uma melhoria significativa na qualidade de vida do paciente. A escolha do medicamento e a forma de administração devem ser sempre individualizadas, saliento, levando em consideração a resposta do paciente, os efeitos colaterais e as preferências pessoais.

Homeopatia e TDAH

A homeopatia é uma abordagem terapêutica que se baseia no princípio de "semelhante cura semelhante", ou seja, usam-se doses extremamente diluídas de substâncias que em doses altas causariam sintomas semelhantes aos da doença.

Criada por Samuel Hahnemann no final do século XVIII, a homeopatia considera o paciente de forma integral, tratando não apenas os sintomas físicos, mas também aspectos emocionais e psicológicos. E

102 GERAÇÃO TDAH

acredita que o corpo tem uma capacidade inata de se curar. O remédio homeopático atua como um estímulo para o sistema imunológico e a capacidade de autorregulação inata do organismo.

Embora seja considerada uma medicina alternativa, em alguns países como a Índia, a homeopatia é amplamente praticada e regulamentada ao lado da medicina convencional. No Brasil, ela é reconhecida pelo Conselho Federal de Medicina (CFM) como especialidade médica desde 1980, portanto, de exercício privativo do médico, embora, desde 2023 tenha havido um movimento para considerá-la apenas uma prática complementar.

O uso de seus medicamentos foi oficializado em 1976, portanto é também uma especialidade farmacêutica reconhecida pelo Conselho Federal de Farmácia. Dois pacientes com os mesmos sintomas podem receber tratamentos homeopáticos diferentes, pois o remédio é escolhido com base nas características únicas de cada indivíduo.

A eficácia da homeopatia é questionada por alguns cientistas, com críticos sugerindo que ela pode ter apenas efeito placebo. No entanto, muitos pacientes relatam benefícios, o que mantém a especialidade popular em várias partes do mundo.

A homeopatia no tratamento do TDAH busca abordar os sintomas de forma individualizada, considerando não apenas a hiperatividade e a desatenção, mas os fatores emocionais e psicológicos do paciente. Ao utilizar remédios naturais diluídos, visa estimular o equilíbrio interno do organismo, promovendo maior controle emocional, foco e redução da impulsividade.

Alguns remédios homeopáticos comumente utilizados no tratamento do TDAH incluem *Hyoscyamus* (para impulsividade, hiperatividade e comportamento agitado), *Kali Phosphoricum* (para fraqueza mental e dificuldades de concentração), *Lycopodium* (quando há falta de confiança e dificuldades em manter o foco), *Tarentula hispanica* (para hiperatividade intensa e inquietação), e *Anacardium orientale* (quando há dificuldades de concentração associadas a sentimentos de frustração e insegurança). A escolha do remédio deve ser decidida por um homeopata, pois depende da avaliação das características individuais do paciente, como seu comportamento e estado emocional.

Nutrição e TDAH

A relação entre carências nutricionais e o Transtorno de Déficit de Atenção e Hiperatividade (TDAH) é objeto de crescente investigação, pois nutrientes desempenham papel fundamental no desenvolvimento e funcionamento cerebral.

Exemplos de nutrientes essenciais e função cerebral:

- **Ácidos graxos ômega-3**: importantes para a estrutura e funcionamento das membranas neuronais. A deficiência de ômega-3 está associada a dificuldades de atenção e regulação emocional, sintomas típicos do TDAH.

- **Ferro**: fundamental para a produção de dopamina, um neurotransmissor crucial no controle da atenção e da impulsividade. Níveis baixos de ferro ou ferritina estão ligados ao agravamento dos sintomas de TDAH.

- **Zinco**: envolvido na modulação de neurotransmissores e na sinalização neural. A carência de zinco pode intensificar comportamentos hiperativos e impulsivos.

- **Magnésio**: essencial para a regulação do sistema nervoso. Sua deficiência pode levar a agitação, irritabilidade e problemas de concentração.

- Vitaminas do complexo B (especialmente B6 e B12): participam da síntese de neurotransmissores como serotonina e dopamina. A falta dessas vitaminas pode impactar negativamente o humor e a atenção.

- **Vitamina D**: baixos níveis de vitamina D estão associados ao comprometimento cognitivo e a um risco aumentado de sintomas de TDAH.

Crianças com TDAH frequentemente apresentam níveis mais baixos de ferro, magnésio, zinco e ômega-3 em comparação com crianças sem o transtorno. A insuficiência desses nutrientes pode amplificar os sintomas de desatenção, hiperatividade e impulsividade e afetar a função cerebral diretamente, prejudicando a plasticidade neural e a comunicação entre neurônios.

Deficiências nutricionais podem reduzir a disponibilidade de substâncias como dopamina e serotonina, essenciais para o controle da atenção e do comportamento. Nutrientes como zinco, magnésio e ômega-3 têm propriedades antioxidantes e anti-inflamatórias. Suas carências podem aumentar o estresse oxidativo, exacerbando os sintomas de TDAH.

Durante a infância, quando o cérebro está em rápido desenvolvimento, a falta de nutrientes essenciais pode causar danos duradouros. Alguns estudos mostram que suplementar ômega-3, ferro e zinco podem reduzir sintomas de TDAH em algumas crianças, especialmente naquelas com deficiências confirmadas. Crianças com dietas desequilibradas, pobres em nutrientes essenciais e ricas em açúcares e gorduras saturadas, apresentam maior risco de agravamento dos sintomas de TDAH.

Embora o TDAH tenha uma origem multifatorial, a correção de deficiências nutricionais pode ser uma abordagem complementar ao tratamento, beneficiando a saúde mental e o bem-estar geral da criança. Recomenda-se garantir uma dieta equilibrada e rica em nutrientes essenciais.

Exercício físico, esporte e TDAH

O exercício físico e o esporte desempenham um papel importante no manejo do TDAH, tanto em crianças quanto em adultos. Eles complementam tratamentos convencionais, como medicamentos, terapia, melhoria da alimentação e ingestão de suplementos, proporcionando benefícios diretos para a regulação emocional, atenção e controle de impulsos.

O exercício físico aumenta a liberação de dopamina, serotonina e noradrenalina, os neurotransmissores que são modulados pelos medicamentos para TDAH. Isso ajuda a melhorar o foco, a atenção, humor e fortalece o córtex pré-frontal, região do cérebro responsável pelo planejamento, controle de impulsos e tomada de decisões. Movimentos repetitivos e intensos que o exercício traz não só ajudam a dissipar a energia acumulada, proporcionando um estado de relaxamento após o exercício como também faz os pacientes com TDAH se destacarem muitas vezes no esporte por terem muita vitalidade e energia. A produção de endorfinas ao término do esforço físico ajuda a reduzir sintomas de ansiedade e melhorar a sensação de bem-estar. Corrida, natação, ciclismo e dança são altamente eficazes. Essas atividades ajudam a melhorar a memória, o foco e a atenção por meio do aumento do fluxo sanguíneo para o cérebro.

Yoga e pilates são práticas recomendadas para quem busca o *mindfulness*, pois combinam movimento com técnicas de respiração e meditação, reduzindo a impulsividade e promovendo a atenção plena.

Esportes em equipe ensinam habilidades como cooperação, disciplina e resolução de conflitos, auxiliando na interação social, que é frequentemente desafiadora para quem tem TDAH. Futebol, basquete e vôlei são úteis para desenvolver habilidades sociais e de trabalho em equipe.

Caminhadas, escaladas ou brincadeiras em ambientes naturais podem reduzir sintomas do TDAH, combinando exercício físico com o efeito calmante da natureza. Entretanto, para aqueles indivíduos mais inquietos os treinos intervalados de alta intensidade (HIIT) são mais recomendados, pois alternam esforço intenso com momentos de recuperação.

Na minha prática clínica psiquiátrica passei a estudar e me interessar mais pelo esporte. Atualmente sou delegado brasileiro da Sociedade Internacional de Psiquiatria do Esporte (ISSP-International Society for Sports Psychiatry) e atuo em um time de futebol em Porto Alegre. Pela minha vivência, posso constatar de forma prática os benefícios do esporte na saúde mental. Já retirei muita medicação de pacientes psiquiátricos com o exercício físico aliado à reeducação alimentar com nutricionista da área da integrativa e suplementação personalizada. Entretanto, para a atividade física ter maior sucesso terapêutico sempre recomendo três princípios que devem estar presentes:

1. **Precisa ser prazerosa.** Mas atenção, você deve praticar primeiro antes de julgar se irá trazer prazer

ou não. Insista na atividade que você escolher, teste e procure até encontrar algo que lhe traga bem-estar. Muitas vezes a atividade escolhida é boa, mas o ambiente onde se pratica pode ser pouco acolhedor o que é bastante desencorajador. O risco de abandono no momento de qualquer dificuldade é muito grande em exercícios ou ambientes que não trazem satisfação pessoal.

2. Busque atividades em que ocorra interação social. Evite atividades individuais, pois em um ambiente de pouca interação o pensamento tende a ficar focado em problemas do trabalho ou questões do seu próprio eu. Para a atividade ser terapêutica você deve **"esquecer-se de si mesmo"** durante a prática e colocar o foco apenas no exercício. Isso traz abstração e estado de **fluxo da consciência (flow)**, em que a pessoa passa a extravasar muitos sentimentos negativos acumulados. Quando o exercício termina e a pessoa volta ao estado de fluxo de consciência normativo, aqueles problemas ou sentimentos negativos diários que atordoam, assumem uma forma mais benigna e de fácil lida.

Os exercícios de competição em duplas ou equipes são excelentes para esse tipo de proposta. E as atividades individuais como corrida, caminhada ou academia não são tão terapêuticas do ponto de vista mental para muitos pacientes que são avaliados no consultório, pois o corpo pode até estar se exercitando, mas a mente não abstrai dos problemas ou sentimentos negativos. Encontre um esporte que tenha convívio social saudável, esportes em duplas ou equipe podem ser de grande valia (trilhas, remo, tênis, vôlei, futebol, dança, artes marciais, e assim por diante.).

3. Orientação adequada. A atividade deve ser orientada por um profissional que irá conduzir a prática através da melhor técnica possível e que irá gradualmente, conforme sua evolução, aumentar o grau de dificuldade para que você continue a evoluir na atividade de forma responsável e saudável e sem diminuir o foco e a motivação.

Aromaterapia e TDAH

A aromaterapia é uma prática terapêutica que utiliza óleos essenciais extraídos de plantas para promover o bem-estar físico, emocional e mental. Sua história remonta a civilizações antigas, com os egípcios, que já utilizavam óleos essenciais em processos de embalsamamento e tratamentos de saúde, e os gregos e romanos, que reconheciam suas propriedades medicinais.

No entanto, foi no início do século XX que a aromaterapia ganhou destaque moderno, graças ao químico francês René-Maurice Gattefossé, que, após um acidente em seu laboratório, descobriu as propriedades curativas da lavanda. Desde então, a aromaterapia tem sido amplamente utilizada para tratar uma variedade de condições, de problemas de pele a distúrbios emocionais e mentais.

No caso do TDAH, a aromaterapia pode ser uma ferramenta complementar no controle de sintomas como a hiperatividade, impulsividade e dificuldades de concentração. Óleos essenciais como lavanda (para promover relaxamento e reduzir a ansiedade), alecrim (que melhora a clareza mental e o foco) e hortelã-pimenta (que pode aumentar a energia e a concentração) são comumente recomendados. A utilização desses óleos em difusores ou em inalações diretas pode ajudar a acalmar a mente, melhorar o foco e aliviar o estresse, contribuindo para um manejo mais eficaz dos sintomas do TDAH.

A revista *Frontiers in Neuroscience* publicou um estudo em julho de 2023 que afirma que o "enriquecimento olfativo" – inalar fragrâncias agradáveis durante o sono – influencia a função cerebral de maneira que melhora significativamente a cognição e estimula a memória, sugerindo que o olfato tem um

112 GERAÇÃO TDAH

impacto direto nas áreas cerebrais responsáveis pela aprendizagem e pela emoção. Esses efeitos são atribuídos à interação dos óleos essenciais com o sistema límbico, que regula emoções e comportamentos.

Espiritualidade e TDAH

Se você não crê em nada espiritual pode seguir para o próximo capítulo. Caso acredite, antes de abordar essa questão quero assegurar que não estou falando de nenhuma religião específica e sim da vivência da espiritualidade, independente da crença de cada um.

Os aspectos espirituais e o TDAH constituem uma relação mais subjetiva e individualizada, mas que pode oferecer *insights* importantes para o bem-estar emocional e psicológico de quem vive com o transtorno. A espiritualidade, independentemente de estar ligada ou não a uma prática religiosa, pode desempenhar um papel significativo no manejo do TDAH, influenciando a autopercepção, a resiliência e a busca por sentido na vida.

Indivíduos com TDAH podem encontrar na espiritualidade uma forma de compreender suas dificuldades e ressignificar suas experiências, promovendo aceitação e valorização pessoal. Práticas espirituais, como meditação ou oração, podem ajudar a cultivar maior autoconsciência, essencial para o reconhecimento de padrões de comportamento e emoções impulsivas.

Atividades de controle mental, não necessariamente pertencentes a um campo espiritual ou religioso específico, como meditação, *mindfulness* ou ioga, ajudam a reduzir a impulsividade, melhorar o foco e promover calma interior. Além disso, a espiritualidade pode fornecer ferramentas para lidar com o estresse, promover paciência e aceitação em momentos de adversidade, fortalecer a resiliência, ajudar o indivíduo a superar desafios e manter uma perspectiva positiva, até diante das dificuldades do TDAH.

Muitos que buscam a espiritualidade passam a pertencer a grupos religiosos ou espirituais em que o senso de pertencimento e suporte mútuo pode ser uma fonte de conforto e estabilidade emocional.

Algumas tradições espirituais incentivam a visão de que características individuais, incluindo aquelas associadas ao TDAH, fazem parte de um propósito maior. Aspectos positivos frequentemente associados ao TDAH, como criatividade, energia e intuição, podem ser valorizados em contextos espirituais.

114 GERAÇÃO TDAH

As práticas espirituais regulares podem ajudar a estabelecer rotinas e promover o autocontrole, áreas frequentemente desafiadoras para pessoas com TDAH, pode fomentar a aceitação das próprias limitações, ou outras questões de ordem pessoal, e reduzir os sentimentos de culpa ou inadequação.

A sensação de conexão com algo maior do que si mesmo, seja Deus, o universo, a natureza, ou outras concepções, pode reduzir sentimentos de solidão frequentemente experimentados por pessoas com TDAH e ajudar a desenvolver um propósito existencial, encontrar mais significados nas experiências cotidianas e aliviar a sensação de caos ou falta de direção que o TDAH pode gerar.

Entretanto, para algumas pessoas com esse transtorno, práticas espirituais que exigem concentração prolongada ou repetição (como orações longas ou meditações silenciosas) podem ser desafiadoras. Em contextos religiosos mais rígidos, o comportamento impulsivo ou desatento pode ser erroneamente julgado como falta de disciplina ou de esforço espiritual, o que pode gerar frustração ou sentimento de inadequação.

Algumas práticas de controle da ansiedade e da mente são benéficas, independente da opção religiosa da pessoa, a exemplo do *mindfulness*, pois auxiliam a treinar a atenção plena, reduzir distrações e promover maior autocontrole.

Já a gratidão sincera ajuda a reflexão sobre aspectos positivos da vida e pode melhorar o humor e aumentar a motivação. A oração e meditação guiada são opções mais acessíveis para quem tem dificuldade em se concentrar por longos períodos. Para as pessoas mais hiperativas, as caminhadas contemplativas ou momentos de reflexão ao ar livre são opções viáveis e que trazem maior conforto emocional.

Portanto, a espiritualidade, embora não seja uma solução direta para os desafios do TDAH, pode oferecer uma abordagem complementar valiosa para o manejo do transtorno. Ao promover autocompaixão, resiliência e conexão, a espiritualidade pode contribuir para o bem-estar integral, ajudando a pessoa a lidar melhor com as dificuldades e a valorizar suas próprias potencialidades.

Como se percebe, as estratégias para lidar com o TDAH são bem variadas e podem ser combinadas num projeto personalizado para o paciente. Pensando nisso, como será que o Rafael lida com essas questões no seu dia a dia? Vamos saber já.

6

Como administro o TDAH
em minha vida

Após as explicações do Roberto, peço licença para retomar as questões que envolvem a minha vida com esse transtorno.

Hoje me encontrei na psicologia. Consegui angariar um bom número de pacientes e atender, principalmente, pessoas com depressão, pânico e ansiedade. Além disso, realizo palestras em escolas e organizações contando um pouco da minha história e busco trazer as temáticas de "foco, dinâmica e resultados, liderança".

É a minha alegria do cotidiano. Quando estou com um paciente e atuo em suas feridas sinto que também estou me curando das minhas. Jamais me coloco na condição de um psicólogo inalcançável, mas alguém humano que sofreu bastante com os efeitos colaterais de uma educação emocional precária e de não ter tratado desde cedo o TDAH. Essa é a minha sede. Ir além... Enxergar potenciais nas pessoas que elas ainda não enxergam. Assim como eu também não enxergava em mim.

Quero oferecer esperança para alguém que não tem esperança. Oferecer conforto quando alguém está em algum momento de insegurança. Oferecer a coragem para enfrentar a verdade, causa e cura de todas as mazelas da nossa alma. Cada um tem sua verdade e o tempo de despertar. Acredito que uma grande habilidade de um bom psicólogo é saber entrar no tempo e na dinâmica emocional das pessoas. É um exercício de empatia lindo! E nada me deixa mais feliz do que essa realização emocional.

As tempestades fortalecem as raízes. E muitas vezes se tornam necessárias nas vidas das pessoas para que algo seja modificado em seus comportamentos. Essa é a nossa atual batalha! Iluminar almas e trazer esperança a quem se perdeu. Quero continuar nessa jornada tão reconfortante, pois desejo aos outros, aquilo que recebi da psicologia.

118 GERAÇÃO TDAH

Por isso, nesse capítulo, trarei a concepção de psicólogo e como fiz para administrar os sintomas do transtorno. Eu nunca digo superar porque é um desafio diário e constante. O TDAH não vai embora da vida de ninguém, apenas aprendemos como desenvolver estratégias de modo que possamos ter uma vida mais funcional e menos impactada pelo transtorno.

É bom lembrar que o fato de eu ser psicólogo não me torna uma pessoa perfeita para lidar com a vida e o transtorno, fato, aliás, que ocorre com todos os seres humanos em suas respectivas tarefas. Tanto que a sabedoria popular diz, entre outras pérolas, que "de santo e de louco todo mundo tem um pouco" (com algumas variações no ditado); ou "em casa de ferreiro, o espeto é de pau", e por aí vai.

Isso não me abate, pelo contrário, gosto de pensar que as pessoas que trabalham com saúde mental são as mais necessitadas daquilo que estudam e aplicam na vida dos outros, justamente porque querem evitar que as pessoas passem por sofrimentos idênticos aos seus, sem saber o que fazer.

Eu, pessoalmente, a cada atendimento clínico ou palestra profissional sinto-me um pouco curado. O terapeuta transforma-se no processo de cura dos outros. E isso é bonito. Atender e falar para pessoas com TDAH me torna um pouquinho melhor a cada dia.

Por esse motivo é que a primeira estratégia de administração do TDAH que adotei foram as sessões terapêuticas de que participei e ainda participo.

O processo terapêutico

Eu iniciei a terapia quando o transtorno de pânico incapacitou as minhas atividades do cotidiano. Os remédios não faziam mais efeito e necessitei buscar as causas que me adoeceram. Não foi nada fácil superar o meu orgulho para admitir que eu estava doente e que precisava me curar. Não era mais algo externo que me proporcionaria a paz íntima que eu buscava, mas eu teria que ser o protagonista do processo, sem culpar pessoas, deixando de olhar para fora e realizar uma viagem ao meu interior.

Hoje, na condição de psicólogo, costumo ter bastante empatia com os meus pacientes. Eu sei, exatamente, a dificuldade que é estar exposto para um profissional que não me conhece. A sensação, por diversas vezes, era de estar completamente sem roupas na frente da minha primeira terapeuta.

120   GERAÇÃO TDAH

Eu não sabia ainda expressar as minhas emoções. Achava que o autoconhecimento era contar a minha história para um profissional e tudo estava feito, mas aprendi que o verdadeiro autoconhecimento é o processo em que sentimos aquilo que vivemos e como reagimos a esses sentimentos. Eu demorei a perceber que a terapia era algo mais profundo. Não era tomar banho de balde na praia, mas mergulhar no oceano do governo e desgoverno das nossas emoções e aquilo tudo me assustava.

Hoje tenho minhas percepções sobre o processo terapêutico: é uma descoberta. Sabemos muito pouco sobre nós para tomarmos decisões. Ao conhecermos mais sobre nós o que sentimos e o que queremos realizar na vida, o processo decisório torna-se mais consistente.

O começo é difícil

O início do meu próprio processo terapêutico foi angustiante. Chocava-me fazer parte daquilo, certamente influenciado pelo julgamento alheio, por ideias pré-concebidas sobre a questão. O que os outros iriam pensar? E se isso me trouxesse mais problemas para os relacionamentos, o trabalho? Enfim, um turbilhão de dúvidas e medos assaltava minha mente. Mas sabia que precisava encontrar respostas para melhorar as minhas questões emocionais.

Não bastasse sofrer com transtorno de pânico eu acabara de descobrir que era também portador de TDAH. Precisava dizer o quanto me sentia inseguro, mas não consegui dizer nas primeiras sessões. Descobri que embora tivesse realizado boas conquistas no campo material ainda era uma pessoa sem confiança, frágil e insegura.

Mas, eu fui aprendendo a falar. Com muita dificuldade. Sempre "escorregava" nas sessões e buscava falar sobre tudo ao meu redor, exceto sobre mim. Falar sobre como me sentia era doloroso. Eu tive que voltar ao passado para ressignificar diversos conteúdos emocionais.

Tenho uma excelente terapeuta que soube respeitar meus processos mais apavorantes de assumir que eu não era a pessoa que aparentava ser próximo aos amigos e no ambiente de trabalho.

De cara, percebi que sentia um desamparo muito grande. Eu não tinha com quem dividir as minhas apreensões. Não havia alguém em minha família

122 GERAÇÃO TDAH

com afinidades para trocar impressões sobre a vida. O meu íntimo era desorganizado e caótico.

Conforme disse no primeiro capítulo eu tinha grandes problemas quando ingeria bebidas alcoólicas. Toda vez que bebia deixava que tudo que não era organizado dentro de mim viesse à tona. Tornava-me uma pessoa raivosa e completamente desorientada. Brigava com amigos e família. Eu não bebia sempre, mas beber era como extravasar.

Tudo o que não foi expresso de uma forma assertiva vinha como uma grande ressaca emocional com ondas gigantescas que me encobriam e quem estava próximo a mim. Eu era um homem triste, emocionalmente infantil e que ainda precisava daqueles momentos.

Na terapia percebia esse processo. Meu primeiro movimento foi culpar meus pais e família. Sentia raiva porque, na minha visão, se eles fossem mais estruturados emocionalmente eu não teria todos os problemas que tinha. Achava que a terapia estava me piorando porque sentia raiva das pessoas. Mas era preciso voltar ao passado. Olhar de outra forma aquilo com que convivi durante anos. E não tem como não viver naturalmente esse momento.

Primeiros passos

Logo que fiz três meses de terapia optei por não mais beber como antes. Eu precisava estar sóbrio e entrei nas aulas de boxe para extravasar um pouco do que ainda me dominava.

Parece clichê, mas o primeiro passo para qualquer mudança emocional é tomar consciência do que está sentindo e percebendo. Não seria possível mudar a forma de me sentir sem aprender como eu me sinto.

Outro passo foi aceitar quem eu era. Eu gastava bastante energia me odiando e querendo ser alguém diferente do que eu fui. Mas, isso culminava em não ter energia de sobra para novos comportamentos que poderia desenvolver. Viver no passado, ruminando-o, não era uma estratégia muito feliz. Aceitar-me era poupar energia para enxergar além do que sou e do que quero me tornar.

Tudo que eu sentia de negativo passei a expressar na terapia. Consegui abrir-me e falar das coisas que me faziam sentir tristeza. Outro ponto fundamental foi aceitar o diagnóstico de TDAH na minha vida e mudar a relação com ele.

As pessoas se sentem um brinquedo com um carimbo de "TDAH" na testa. E não funciona bem assim. Ao classificar um transtorno temos um

124 GERAÇÃO TDAH

autoconhecimento mais profundo sobre os sintomas. Aceitar que esses sintomas existem e fazem parte do nosso cotidiano, repito, é o primeiro passo para administrar o transtorno.

De certa forma, é até um alívio saber que possuo um transtorno de neurodesenvolvimento. O meu cérebro funciona diferente e preciso de estratégias para equilibrar bioquimicamente as minhas sinapses neurais. Percebo muitos pacientes meus negarem o transtorno. Sentem-se tristes e incapacitados. Esses sentimentos são legítimos. Mas ao aceitar os sintomas não vivemos um cotidiano em plena luta contra algo que existe.

O TDAH ainda não tem cura. Mas podemos estabelecer estratégias emocionais para administrá-lo e ter uma vida minimamente funcional. Não quero romantizar a questão, mas a vida se torna até mais leve quando aceitamos que o possuímos. Hoje, chego ao ponto de me orgulhar de não ter concentração em diversos momentos do dia, hiperatividade e ainda assim produzir bons resultados para mim e para as pessoas ao meu redor. O que nos torna vencedores na vida não é somente o que acumulamos de riquezas, mas o verdadeiro tesouro de saber como funcionamos com nossas limitações e buscar soluções que tornem tudo mais concreto em nossa existência.

Sim. Como já relatei, disseram que eu não teria sucesso. Mas emocionalmente eu tive a minha vó em minha infância e a minha terapeuta na vida adulta. A minha avó era a minha fé antes que eu pudesse ter fé. Ou ao menos, permitir-me ter fé. E a minha terapeuta trouxe luzes para lidar com a minha hiperatividade e impulsividade diante do álcool, como já relatei. O motivo para eu beber era anestesiar os efeitos de não ser perfeito e as pressões que eu tinha diante dos desafios da vida. Era uma forma de extravasar tudo que era confuso dentro da minha intimidade.

Aprendizados

Para completar, veio a psicologia que me faz aprender cada vez mais com o transtorno e os pacientes que me orgulham a cada dia com seus processos de aprendizagem.

Percebi que a terapia me deixaria mais hábil para lidar com pessoas e desafios e expressar o que eu estava extravasando por meio do álcool. E em muitas sessões eu só falava de como me sentia a respeito de tudo. Era uma forma de liberar tudo que estava reprimido dentro da minha alma. Falar sem sofrer preconceitos e cortes era tudo que eu nem imaginava vivenciar.

Abordar diversas questões da vida sem ter alguém para me desestabilizar ou dizer que eu consigo ou não fazer algo. Era apenas eu e ela diante da minha consciência culpada e insegura. Eu acredito que todo portador de TDAH necessite desse espaço sem julgamento para verbalizar o que ainda é doloroso e precisa de cura, insisto.

Uma ferramenta que ela me apresentou foi o teatro e eu pude trabalhar minhas diversas expressões comigo e com o mundo ao meu redor. Com essa experiência senti-me menos exposto a situações e à vergonha. O tempo inteiro no teatro nós somos desafiados e expostos para aprender nossas falas e até melhorar a relação com os erros.

Todas as pessoas com TDAH convivem com o erro de forma contínua. Aprender com os erros faz com que nos sintamos melhores. E o principal: aprender a perdoar-se. Ao realizar algo que não saia tão bem quanto se espera se perdoar é fundamental. E o teatro trouxe-me essas felizes lições.

Sempre fui bastante esquecido e nunca muito pontual. Cometia e cometo erros crassos com relação a isso. Mas quem tem TDAH fica mais frágil diante do erro e desiste mais facilmente dos projetos pelo medo de errar. A boa notícia é que qualquer pessoa erra e isso faz parte do aprendizado humano. Quem se perdoa torna-se mais propenso a terminar os projetos e aceitar suas imperfeições.

Eu não poderia abandonar a psicologia porque me esquecia de anotar uma sessão com um paciente. É óbvio que não é o mais indicado. No início de minha profissão como psicólogo eu esquecia muitas vezes e pensei até em deixar a profissão. Por esse motivo, busquei atender menos pessoas, porém com mais qualidade. Acredito e tenho a percepção que toda pessoa com TDAH deve se preocupar com a qualidade do serviço que oferece, pois dificilmente terá sempre a capacidade de entregar serviços quantitativos o tempo todo com sucesso. Isso é saber administrar as rotinas. Saber que vou atender menos pacientes, fazer menos palestras, e tudo com mais qualidade, tornou-me mais confiante nas minhas entregas profissionais.

Terminar o dia satisfeito comigo era um alívio que eu passei a ter por finalmente entender o que eu estava sentindo. Quando passei a estipular quantos pacientes e viagens poderia fazer por semana senti-me mais confiante e preparado para os compromissos profissionais e outros em projetos de que participo fora do âmbito de trabalho.

Eu tinha muitas frentes profissionais e precisei diminuir minhas receitas para ter paz. Assim como o oceano, pude recuar e ver o que conseguia manter na minha rotina profissional. Descobri meus limites e passei até a aumentar, com o tempo, minha carga de trabalho. Naquele momento eu era a pessoa mais importante. E não poderia cuidar de pessoas sem cuidar de mim. Se eu queria ser um instrumento de cura na vida de alguém precisava ser a minha maior cura.

E, aos poucos, expressando o que sentia e estabelecendo meus limites de atuação, pude tornar-me mais confiante. Reduzi o álcool praticamente à zero. Perdoei pessoas. Reduzi minha carga profissional. Confiei mais em mim do que naquilo que os outros diziam sobre mim. E tudo foi acontecendo de forma gradativa. Oscilei durante todo o tempo, mas sempre me lembrava de me perdoar se fizesse algo errado.

Recordei-me de um paciente que eu havia esquecido a sessão que tinha com ele e que ficou bravo comigo. Fui chamado de irresponsável e me magoei, mas me lembrei de perdoar e fiz a seguinte pergunta para o paciente: se não consegue perdoar o próprio terapeuta quem você vai conseguir perdoar?

Ao longo do tempo fui percebendo que as ações das pessoas são mais sobre como se sentem do que propriamente o comportamento que eu desenvolvo. Sim. Eu precisava ser pontual com meus pacientes, mas nem sempre conseguiria ser. Passei a aprender a pedir desculpas. Todos os meus pacientes sabem que tenho TDAH e sempre deixo muito claro que possuo limitações.

Quando passei a expor minhas dificuldades tive receio de perdê-los todos, mas acredito que eles se identificaram pelo fato de seu psicólogo ser tão imperfeito como eles. Em 2022, eu já sabia ser mais humano comigo e com os outros. Sentia que precisava pedir desculpas caso não conseguisse colocar em prática todos os meus compromissos profissionais como planejado.

Penso que toda pessoa com TDAH nasce com essa necessidade de expor o que passa e caso não consiga lograr êxito em algo basta que peça desculpas.

Hoje eu continuo a fazer terapia e busco não extravasar minhas frustrações com questões externas. Um caminho que encontro é conversar sempre sobre o que sinto e me acolher diante do que não consigo colocar em prática. Persisto em aprender a me perdoar.

130 GERAÇÃO TDAH

Persisto em me curar todos os dias de algo que ainda necessite ser aprimorado.

Não vejo mais a terapia como uma sessão de 50 minutos, mas a busca pelo autoconhecimento, uma forma de respirar e ser no mundo. Todos os dias iremos acertar e errar. Mas aprender com tudo é mais importante do que os primeiros lugares e a necessidade tóxica de ser produtivo o tempo todo.

Eu também busco desenvolver minha espiritualidade de uma forma que me conecte a valores que me conduzam em todos os processos de minha vida, sempre em busca de aperfeiçoar-me. A ciência já reconheceu, e o Roberto falou sobre isso antes: cuidar da própria espiritualidade de maneira tranquila traz resultados importantes para compreender e vivenciar nossas limitações e nossos potenciais.

Errar é humano. Eu sou humano e todos que estão lendo essa obra também são. Ficaria imensamente feliz se vocês fizessem parte de um conceito que coloco em prática todos os dias:

SER HUMANO. Sejamos.

Roberto vai nos trazer agora algo interessantíssimo. Você sabia que o TDAH está muito mais presente nas artes do que imaginamos?

7

Artes e TDAH

O Transtorno de Déficit de Atenção e Hiperatividade (TDAH) tem sido representado nas artes de forma direta ou indireta, refletindo os desafios, a criatividade e as características únicas das pessoas que vivem com o transtorno. Apreciar algumas dessas representações é uma forma agradável de ampliar e compreender aspectos do transtorno.

Trarei algumas representações do TDAH nas artes. Geralmente são destacados a energia criativa, o hiperfoco, os desafios sociais e emocionais associados ao transtorno. Essas obras ajudam a desmistificar o TDAH, oferecendo visibilidade e criando empatia ao

132 GERAÇÃO TDAH

explorar como o transtorno molda a percepção e a expressão artística.

Vejamos o que as artes nos trazem:

Literatura

Percy Jackson e os Olimpianos - Rick Riordan: o protagonista, Percy Jackson, é explicitamente descrito como portador de TDAH e dislexia, o que é retratado como um reflexo de sua herança divina. A série celebra essas características como fontes de força e singularidade.

Joey Pigza Swallowed the Key - Jack Gantos: o livro aborda a vida de um menino com TDAH de maneira honesta e emocional, explorando suas lutas com impulsividade e o impacto em sua vida escolar e familiar.

Cinema e Televisão

Phineas e Ferb (2007-2015): embora nunca diagnosticados na série, os personagens Phineas e Ferb exibem características que lembram traços de TDAH, como hiperfoco em projetos criativos e energia incessante.

Bart Simpson - Os Simpsons: Bart, um personagem icônico, exibe traços típicos de TDAH, como impulsividade, desatenção e hiperatividade. Embora seja usada de forma cômica, sua caracterização traz discussões sobre comportamento e educação.

The Accountant (2016): o personagem principal, interpretado por Ben Affleck, tem características neurodivergentes que incluem hiperfoco e desafios comportamentais que podem ser interpretados como aspectos do TDAH.

Música

Adam Levine: o vocalista do *Maroon 5* falou abertamente sobre como seu TDAH influenciou sua vida e carreira. Ele usa a música como uma forma de canalizar sua energia criativa.

Will.i.am (The Black Eyed Peas): o rapper americano credita sua criatividade e capacidade de inovar à forma como seu cérebro funciona, mencionando características associadas ao TDAH.

Artes Visuais

Salvador Dalí: embora nunca diagnosticado (o conceito de TDAH não existia na época), muitos estudiosos sugerem que o comportamento excêntrico e hipercriativo do pintor Dalí pode ser associado a traços do transtorno, demonstrados em sua arte surrealista.

Keith Haring: o estilo vibrante, dinâmico e altamente energético de Haring na arte de rua e pop reflete características muitas vezes associadas ao TDAH, como pensamento rápido e produção criativa intensa.

Teatro

Dear Evan Hansen: embora o personagem principal não seja explicitamente descrito como portador de TDAH, o musical aborda questões de saúde mental e comportamento, ressoando com muitas experiências de quem vive com o transtorno.

Lin-Manuel Miranda: o criador de Hamilton e In the Heights mencionou traços de desatenção e hiperfoco em sua personalidade, que moldaram sua abordagem criativa no teatro musical.

Autores / autobiografias

Timothy Denevi - Hyper: *A Personal History of ADHD*. Uma autobiografia que explora a experiência de viver com TDAH e como isso influenciou a vida do autor, incluindo sua escrita.

Neil Gaiman: o autor de *Sandman*, e de outros trabalhos fantásticos, comentou como traços de desatenção e criatividade fluida influenciam seu processo de escrita.

Jogos e Entretenimento Digital

Alguns personagens em jogos como *Sonic the Hedgehog* ou *Crash Bandicoot* exibem energia e comportamento que podem ser associados a traços de TDAH, ainda que de forma caricata.

Essas são apenas algumas sugestões como estímulo para que você possa identificar aspectos do TDAH nas manifestações artísticas.

Na esteira das estratégias para lidar com o transtorno, o Rafael nos dirá agora em que nível está seu processo de autocuidado, de uma forma mais concreta, mais pessoal, como um exemplo que você pode adaptar para sua própria vida.

8

A relevância do autocuidado

No capítulo em que conto sobre a forma como administro o TDAH em minha vida, tracei um panorama geral, mais como uma análise dos processos iniciais pelos quais fui passando, os conceitos que fui assimilando até chegar ao patamar atual. Agora quero compartilhar o que faço concretamente hoje, pois são atitudes de autocuidado mais disciplinadas que trouxeram mais organização e qualidade para minha vida. Quem sabe você se inspire e encontre seus próprios processos.

Fármacos

A adequada administração dos fármacos é relevante na vida da pessoa que possui TDAH. Como em grande parte da minha vida tive um grande processo de desconcentração e sempre fui bastante impulsivo, o Roberto passou a me ensinar que não preciso tomar medicações tão invasivas como psicoestimulantes, pois o meu nível de dopamina é baixo.

Então, ele conseguiu manipular alguns princípios ativos que contêm dopamina além de suplementação que venha estimular esse neurotransmissor dentro de mim. E foi fundamental passar por esse processo de aceitar que tenho um déficit de dopamina e que tenho a ciência ao meu lado para me auxiliar.

Eu tive um paciente que não queria tomar medicações para TDAH. Começou a me dizer, como justificativa, que para ter sucesso não precisa tomar remédio. Naquele momento abri minha mochila, calmamente, e coloquei na mesa o remédio para pressão arterial. E depois todos os medicamentos que tomo para o TDAH.

Ele ficou espantado. E eu lhe disse que eu precisava ser exemplo para meus pacientes. Se meu corpo tem uma deficiência de alguma substância e temos a ciência para melhorar esse processo, por que não adotar a orientação do médico que nos atende e fazer uso de um fármaco que já foi aprovado pelos órgãos públicos e está a nossa disposição?

138 GERAÇÃO TDAH

Não se trata de automedicação, cada pessoa tem suas características individuais até dentro de uma classificação de tipo de TDAH ou outro quadro clínico. Nunca é demais recordar que uma medicação é selecionada e dosada pelo médico especificamente para aquele paciente. O velho hábito brasileiro da automedicação traz consequências desastrosas, por vezes o resultado é o oposto do que se espera.

Acertar minhas medicações para aumentar a minha produção dopaminérgica foi uma das melhores ações da minha vida. Relembremos que o processo é multifatorial e deve atender as demais demandas que mostraremos a seguir. Mas o processo medicamentoso é um aliado para administrar os processos de TDAH. Se nós contarmos com um profissional responsável e que se preocupa com as necessidades do nosso corpo físico e acompanha as melhorias, damos um grande passo para administrar o TDAH.

Após a medicação, consegui ser mais produtivo, interessado, concentrado e focado nos meus objetivos. Não foi milagre, mas apenas o resultado de substâncias que aumentaram o nível de dopamina e fizeram equilibrar o estado bioquímico do meu corpo físico.

Isso mudou a minha vida. Mudou a maneira como cuido do meu cérebro e de suas sinapses neurais. Aumentou minha compreensão de autocuidado que eu precisava ter comigo. Hoje sinto que minha impulsividade caiu demasiadamente e minha necessidade de compulsão alimentar também.

Atividades físicas e estratégias alimentares

Desde novo pratiquei atividades físicas. Embora fosse péssimo no futebol e, por consequência o último a ser escolhido para a equipe, existia um fator importante para ser aceito: a bola era minha. Logo teria que jogar.

Aos 15 anos comecei a fazer musculação e essa atividade tomou conta da minha vida. Sempre me sentia muito bem ao realizar essa atividade. Interrompi quando tive transtorno de pânico e acabei ficando bastante acima do peso.

Após administrar o transtorno de pânico nunca mais consegui desenvolver o hábito de fazer atividades físicas. Tornei-me sedentário e percebi que desenvolvi compulsão alimentar. Foram anos muito difíceis. Porque eu buscava compensar o déficit de dopamina nos prazeres da comida. Era algo viciante. Cheguei a bater 140 kg e minha saúde ficou bastante comprometida. Problemas cardíacos, bastante ansiedade e falta de foco nas minhas atividades eram meu nome e sobrenome.

Foi o momento em que tomei consciência que o déficit de dopamina poderia agravar ainda mais o TDAH se eu continuasse com aquele estilo de vida. Em meus estudos e atendendo pacientes descobri que precisava desinflamar meu sistema digestivo uma vez que grande parte do que é produzido da dopamina se concentra nesse espaço do corpo.

Agora era a ciência pedindo para que eu fizesse uma mudança de atitude. Sentia-me mal em atender pessoas sem ser exemplo para elas. Como eu pediria para fazerem uma melhora em suas dietas alimentares se eu não faço?

Tomei uma decisão. Matriculei-me na academia. Vou cinco vezes por semana e isso já tem me auxiliado muito na disposição física e até no sono. Não sou magro, muito menos atleta, mas faço atividades constantes para manter a saúde.

Busquei, ao menos durante a semana, alimentar-me melhor, então perdi alguns quilos e senti-me melhor e mais disposto em minhas atividades no consultório.

Precisei lidar melhor com essa demanda da ansiedade e compulsão alimentar em meu processo terapêutico. Descobri que meus medos e inseguranças me faziam comer além da normalidade. O medo de não ser aceito pelas pessoas necessitava de ser curado. Durante as muitas sessões de terapia essa necessidade aos poucos foi sendo desconstruída.

Eu penso que nunca nos curamos completamente de algo, mas de certa forma temos mais domínio sobre como queremos nos sentir. A necessidade abrupta de realizar uma péssima alimentação diminuiu. As atividades físicas aumentaram e consegui sentir-me mais focado e concentrado. Isso gera um tipo de dopamina que faz bem ao corpo físico. Uma dopamina mais lenta e que vigora com mais constância no cotidiano.

Fui orientado por nutricionista a adotar uma alimentação cetogênica, ou seja, incluir mais vegetais e grãos, equilibrar cada grupo de alimentos, buscar fazer refeições saudáveis em horários certos. Eu busco colocar em prática, mas não consigo sempre. Mas, aprendi na terapia a me perdoar caso eu não consiga fazer tudo de forma perfeita. Importante é persistir sem desespero. O corpo humano é inteligente e precisamos empreender as melhores estratégias possíveis para administrar o TDAH.

142 GERAÇÃO TDAH

Alguns esforços merecem nossa dedicação. O sono é o principal deles. Além de fazer atividades físicas e ter uma alimentação saudável produz um impacto direto em como nos sentimos.

Qualidade do sono

A qualidade do sono é fundamental para qualquer pessoa. Uma boa noite de sono possibilita melhorar o humor e concentração, o que no caso do portador de TDAH é fundamental. Hoje eu durmo no mínimo sete horas por dia.

Mas não era assim no passado. Precisei submeter-me a uma polissonografia – passei uma noite com eletrodos grudados na minha cabeça – para descobrir que sofro de apneia grave. Quando temos apneia o nosso cérebro não oxigena o necessário e culmina em cansaço, desconcentração e hiperatividade no dia seguinte.

Orientado por uma médica adquiri um CPAP – aparelho que ajudar a dormir, um instrumento valioso para devolver minhas noites de sono de qualidade. E é impressionante o efeito no meu cotidiano.

Penso que toda pessoa com TDAH deve ter o seu quarto como templo secreto. Dentro do possível não meça esforços e investimentos, faça de seu quarto o melhor lugar da casa. Desde a arquitetura até a qualidade da cama, do colchão, dos lençóis e cobertores, das cortinas... Tudo é importante. Que seja um lugar que fique escuro e silencioso na hora de dormir, para que possa ocorrer a produção de melatonina, fato que facilita o controle da hiperatividade. Por certo tempo eu precisei repor esse hormônio para equilibrar sua presença no organismo e obter a redução de estresse causado por meu cortisol alto.

Hoje administro a utilização do CPAP e consigo um sono de qualidade para ter uma boa produção no exercício de minha vida.

Redes sociais e administração do tempo

Outro fator que nem todo mundo percebe a importância de saber dosar o uso. Atualmente a população mundial está sendo inundada por conteúdos de todos os tipos em redes sociais que, aliás, se multiplicam dia a dia e lançam novos recursos a pretexto de oferecer o melhor.

Pode ser um motivo legítimo, porém o objetivo de manter nossa atenção permanente é capturar o olhar de pessoas, organizações e empresas com os mais diversos interesses – desde investir em inserções pagas de produtos e serviços até promover celebridades

144 GERAÇÃO TDAH

criadas da noite para o dia e nesse ritmo também derrubá-las. Isso só para citar alguns aspectos.

Essa presença maciça de incentivos para que as pessoas fiquem plugadas em seus *smartphones* tem sido preocupante para todos nós que trabalhamos com saúde mental e agora desperta também o interesse de governantes já apreensivos com o impacto disso na educação, no desempenho profissional e noutras áreas. O que veio para ser um benefício, um avanço, muitas vezes caminha na direção contrária, gerando essas preocupações.

O primeiro ponto a se observar é que muitas pessoas, conforme dissemos na introdução, não possuem TDAH, mas apresentam idênticos sintomas de hiperatividade e desconcentração em níveis altíssimos. Ao ficar plugado nos aplicativos e clicar de *stories* em *stories* o indivíduo está buscando uma dopamina desqualificada, de curto prazo, e que tem resultado em grande nível de desconcentração.

Hoje temos essa geração TDAH não apenas pelo número de pessoas que efetivamente apresentam o transtorno, mas como são sugadas para esse estilo de vida que busca prazeres imediatos a qualquer custo. Dessa forma, as pessoas anestesiam aquilo que estão sentindo e vivem navegando de forma solitária em busca de uma nova informação. Isso é altamente nocivo para a saúde mental. Por esse motivo, os celulares deveriam ser banidos das escolas. Parece radical, mas para "doença amarga, remédio amargo".

É o tipo de vício ainda não diagnosticado: passar horas do dia sem fazer nada e nas redes sociais vivendo e admirando as vidas alheias, quase sempre distantes da realidade, tanto de quem posta quanto de quem acessa. Para quem tem TDAH ou desconcentração isso deve ser evitado. O celular deve ser um instrumento para facilitar a comunicação entre as pessoas, o acesso a conteúdos que possam propiciar aprendizado e lazer saudável, responsável.

Chegou uma época de minha vida que consegui superar esse hábito – ficar horas a fio plugado – e até hoje faço isso: evito ficar navegando nas redes sociais aleatoriamente, sem algum tipo de propósito que venha agregar valor no campo do intelecto ou das emoções. Quando entro, busco por conhecimentos consistentes como estudos ou *podcasts*.

Alterar o estilo de vida é altamente relevante. Em longo prazo, leituras de livros, estudos extensos e toda forma de consumir conhecimento estabelecem bons impactos cognitivos no que tange à concentração e geração de dopamina nas sinapses neurais.

146 GERAÇÃO TDAH

O filósofo Sêneca no livro *A Brevidade da vida* nos alerta da importância de administramos nosso tempo. Ele solicita que façamos um teste de quanto tempo gastamos diariamente com determinadas atividades e teremos o valor total de anos que estamos nos dedicando a esse fim. Eu fiz o teste da média do tempo em que os brasileiros ficam nas redes sociais. Se uma pessoa ficar navegando em média quatro horas por dia e viver durante 80 anos, terá gasto treze anos de sua trajetória nessa atividade. A consequência é adquirir péssimos hábitos na administração do que fazemos e nos prejudicar mentalmente na utilização das redes sociais. Podemos passar um terço de nossas vidas navegando de forma improdutiva conectado nas redes, contudo desconectados de nós próprios.

É um exame que todos deveríamos fazer e proponho essa mudança de filtrar o que acessamos como assistir vídeos curtos sem consistência ou relevância, e adotar o hábito de acessar estudos mais amplos, de fontes confiáveis, no que tange à conquista do conhecimento que é perene. Sim, é preciso checar informações, procedência e época de postagem, pelo bem da nossa saúde mental e emocional, antes de consumi-las assim como fazemos com alimentos no que tange à saúde física. Vale a pena mudar!

Rotinas diárias

Talvez essa parte seja a mais dolorosa para toda pessoa que possui TDAH. Cumprir prazos, agendas, horário, ponto eletrônico, iniciar e terminar projetos são altamente apavorantes para mim.

Hoje não tanto, após estabelecer todas as estratégias já relatadas. Embora eu execute o planejamento, todo dia é um desafio para cumprir todas as minhas obrigações.

E com o intuito de cumprir rotinas diárias fui criando estratégias interessantes e gostaria de compartilhá-las com você: conhecimento, *check-list*, qualidade do serviço, aprendizado, casa organizada, persistência. Vamos analisar cada uma delas:

a) **Conhecimento:** para adquirir conhecimento sempre busco um local que me oferte a paz e a tranquilidade para que eu possa assimilar os conteúdos. Busco bibliotecas, *coworkings*, espaços arejados que possam me propiciar uma tranquilidade íntima para me concentrar e organizar os meus esforços da melhor maneira possível. Sem essa estratégia eu não teria passado em concursos, mestrados e qualquer outra forma de apreender conhecimentos.

b) *Check-list*: todos os dias ao acordar faço um *check-list* de tudo que preciso fazer no dia; antes de dormir, confiro o que foi feito e o que precisa estar na lista do dia seguinte, de modo que eu esteja sintonizado com as atividades que serão executadas. É muito comum, caso não esteja anotado, eu esquecer e não fazer. A mente desorganizada precisa de anotações para organizar as atividades, do contrário nós viramos um barco à deriva diante dos compromissos.

c) **Qualidade do serviço:** em tudo que faço busco fazer o essencial. Sou uma pessoa criativa e de muitas ideias. E na maior parte das vezes preciso de profissionais ou amigos para executá-las. Um exemplo é esse livro. Contei com a incrível capacidade do Roberto de descrever o entendimento do TDAH e seus desdobramentos. E com todo o pessoal da Editora, a começar com o Luiz e a Cláudia Saegusa que confiaram em mim para levar a frente esse projeto. O importante é que a tarefa aconteça e para isso a pessoa com TDAH precisa de humildade para saber o que sabe e o que não sabe executar.

No campo da psicologia, não costumo marcar muitas palestras e atendimentos, pois sei que irei acabar o dia exausto mentalmente. Prefiro fazer menos, mas com constância e qualidade, repito. Não firo a minha essência e consigo bons resultados ainda que aos poucos.

d) **Metodologia para o aprendizado**: é muito comum que, assim como eu, o portador de TDAH tenha dificuldades de memorização. Mas aprendi com a minha avó que o conhecimento deve ser aprendido e não decorado, como contei antes. Vejo muitas mães se lastimando pelo fato de o filho com TDAH não tirar notas altas. Eu também passei por isso. Mas, no futuro não são as notas que formam caráter e profissionalismo, e muito menos, têm tanta influência no modo de aplicar o conhecimento.

Por isso busco entender o raciocínio do que estou assimilando e não fico preso em decorar páginas ou frases. Faço isso até hoje: busco trazer para a minha vida o conhecimento aplicado e não fórmulas decoradas de como agir em cada situação. Isso contribui para que possamos ter mais flexibilidade diante dos desafios profissionais. Precisamos aprender o conteúdo e não o decorá-lo.

e) **Casa organizada**: existe uma grande tendência de a pessoa com TDAH ser bagunceira. Depois que aprendi que um ambiente organizado pode produzir uma mente mais organizada passei a contratar uma pessoa para deixar tudo no lugar e não mais ter uma casa completamente bagunçada.

Ficamos com a mente mais cristalina para pensar e tomar decisões. O ambiente externo arrumado é diretamente proporcional a uma intimidade organizada. A produtividade de quem se preocupa com esse aspecto é muito superior do que a de pessoas que não se preocupam.

f) **Persistência:** não deixar de seguir as outras estratégias adotadas. E um dos maiores aprendizados que posso trazer para quem está lendo essa obra é aprender a se perdoar por não conseguir ser perfeito ou como os outros querem que sejamos. Aliás, há alguém no mundo que seja perfeito?

Pessoas portadoras de TDAH precisam fazer o que amam e assumir isso como propósito de vida. Quando ocorre essa sinergia entre as questões profissionais e os anseios da alma tudo flui para que as construções sejam realizadas de forma mais leve. Fazer o que ama e seguir o caminho do bem, tornando-se um ser humano melhor a cada dia produz a vacina do amor que conduz qualquer ser humano com TDAH para uma vida mais feliz e equilibrada.

Um fator muito importante na administração do TDAH, que você já deve ter percebido nas páginas anteriores, é a influência que a busca por prazer imediato exerce sobre os quadros do transtorno. Especificamente sobre isso, o Roberto nos traz, a seguir, ricas e detalhadas informações.

9

A busca por prazer em TDAH

A busca pelo prazer traz consequências e pode gerar muito sofrimento. A frase é paradoxal, mas encerra uma verdade que vamos explicar agora.

Algo que muitas filosofias, religiões e até a psicologia discutem é a busca desenfreada pelo prazer. Essa busca incessante pode se transformar em um ciclo de insatisfação. Isso ocorre porque, muitas vezes, o prazer é temporário e, ao terminar, pode deixar um vazio ou a necessidade de buscar mais, levando a comportamentos compulsivos ou ao sofrimento emocional (busca pela dopamina rápida). A ciência nos ensina que todo prazer exige um preço, e o sofrimento que se segue dura mais tempo e é mais intenso do que o prazer do qual se originou.

Essa busca pode estar na comida, drogas, roupas, jogos, notícias, compras, trabalho, sexo, *Facebook*, *Instagram*, *TikTok* e, segundo a brilhante alegoria da Dra. Anna Lembke no livro *Nação Dopamina*, "o celular é a agulha hipodérmica dos tempos modernos, fornecendo incessantemente dopamina digital para uma geração plugada".

Criar crianças como seres frágeis, superprotegendo-as e evitando que enfrentem desafios ou frustrações, pode gerar riscos significativos para seu desenvolvimento emocional e social. Embora a intenção seja protegê-las, isso pode limitar a capacidade de lidar com adversidades, resolver problemas e desenvolver resiliência. Essa tendência nós podemos ver até em sala de aula, aonde o professor vem perdendo gradativamente a autoridade. Tal abordagem pode gerar adultos inseguros, dependentes e com baixa tolerância à frustração, dificultando sua autonomia e adaptação às dificuldades naturais da vida. Crianças precisam de suporte e cuidado, mas também de espaço para experimentar, errar e aprender com os próprios desafios, através de limites e disciplina para superarem as frustrações, fortalecendo sua confiança e capacidade de enfrentar obstáculos. É preciso manter a firmeza na educação, sem jamais perder o afeto. Muitos pais se sentem constrangidos em fazer ou dizer alguma coisa que gere algum incômodo emocional nos filhos e quando os filhos se sentem frustrados, prontamente os pais os gratificam com jogos, doces, celular, Youtube, presentes, e assim por diante. Essas gratificações estimulam o sistema de recompensa no cérebro, especialmente a liberação de dopamina rápida, o neurotransmissor associado ao prazer e à motivação. Esse sistema é igualmente ativado pelo uso de drogas como a cocaína, embora de forma muito mais intensa. A dopamina, nesses casos, cria uma sensação de satisfação que motiva a repetição do comportamento.

No caso de crianças e adolescentes, a gratificação para combater o tédio pode ser ainda mais problemática, já que seus cérebros estão em desenvolvimento e são mais suscetíveis a criar hábitos compulsivos. O consumo excessivo desses estímulos pode levar a uma busca constante por gratificação imediata, reduzindo o interesse por atividades menos instantâneas, como estudo ou interação social, além de aumentar o risco de dependência comportamental.

Muitas crianças a partir desta perspectiva irão se tornar adultos que não suportam a frustração e recorrem à gratificação para superar o tédio ou o estresse, princípio que leva ao sofrimento crescente e a busca desenfreada pelo prazer em um comportamento típico de adicção ou dependência (açúcar, tabaco, álcool, drogas, compras, e tantas outras). Nesta situação, a pessoa acaba comprometendo uma aquisição psicológica valiosa, a gratificação retardada.

Gratificação retardada

A gratificação retardada (ou "adiada") é a capacidade de resistir à tentação de uma recompensa imediata em favor de uma recompensa maior ou mais significativa no futuro. Essa capacidade é fundamental na produção da nobre dopamina de média e longa ação. Esse conceito está relacionado ao autocontrole e é uma habilidade fundamental para alcançar objetivos de longo prazo. Por exemplo, optar por economizar dinheiro para comprar algo importante no futuro, em vez de gastá-lo imediatamente em um item menos necessário é uma forma de praticar a gratificação retardada. Psicologicamente, ela envolve o córtex pré-frontal, a parte do cérebro responsável pelo planejamento e pela tomada de decisões, em oposição às áreas mais primitivas que buscam prazer imediato.

O famoso experimento do *marshmallow*, conduzido por Walter Mischel nos anos 1960, demonstrou

156 GERAÇÃO TDAH

a importância dessa habilidade. Crianças que conseguiram esperar para ganhar uma segunda recompensa (em vez de consumir imediatamente o doce oferecido) mostraram, ao longo da vida, melhores resultados acadêmicos, maior estabilidade emocional e mais sucesso profissional, e muito provavelmente, não precisaram tanto de psicofármacos comparados à população geral. Sem a gratificação retardada nunca chegaremos ao que Salomão referenciou em Provérbios 22:29: "Vês um homem diligente em seu trabalho? Ele será posto a serviço de reis." Para Salomão, a diligência é uma habilidade adquirida que combina persistência criativa, esforço inteligente, planejamento e execução com competência e eficácia.

Praticar a gratificação retardada pode ser difícil, especialmente em um mundo de gratificação instantânea, como redes sociais e compras online. Realmente um desafio agir e educar nossos filhos sobre o consumo compulsivo em um mundo onde o consumo tornou-se o motivo abrangente de vida.

De acordo com o filósofo alemão Immanuel Kant, a liberdade é fazer o que não se quer, para não ser escravo dos desejos. Kant não conhecia as vias dopaminérgicas, mas parecia compreendê-las. Acreditava que a liberdade só é possível através da autonomia, da inteligência e da razão prática. Uma vez que a pessoa fica presa aos seus desejos, repetidamente irá escolher o caminho que oferece o prazer mais imediato, fugaz e passageiro, caindo em um ciclo de dor e sofrimento emocional. Kant não quis dizer que precisamos fazer o oposto do que nos traz prazer, mas termos domínio sobre o desejo. Se estivermos realmente hiper estimulando nossos filhos na busca de dopamina rápida para evitar a frustração e o tédio, isso pode cooperar para o uso crescente de antidepressivos.

O uso de fármacos antidepressivos cresceu significativamente nas últimas décadas. No Brasil, por exemplo, o aumento foi de 74% entre 2010 e 2019, segundo levantamento global realizado pela Organização para a Cooperação e Desenvolvimento Econômico (OCDE). De modo geral, estima-se que o uso de antidepressivos cresceu mais de 300% desde os anos 1990 no mundo.

Como mencionado em **Neuroinflamação e TDAH**, 70% das mortes são atribuídas a fatores de risco comportamentais modificáveis, como fumar, inatividade física e dieta. Os principais riscos globais para mortalidade são pressão alta (13%), consumo de tabaco (9%), nível elevado de açúcar no sangue (6%), inatividade física (6%) e obesidade (5%). Interessante pensarmos que todos esses riscos potenciais descritos estão ligados à busca pela dopamina rápida.

158 GERAÇÃO TDAH

Assim como a sociedade muda e tenta combater o sofrimento e o tédio com gratificações, a prática médica também tende a seguir essa mudança. Hoje há uma prescrição compulsiva de comprimidos que levam ao bem-estar. Atualmente, mais de um em cada quatro americanos adultos, e mais de uma em cada vinte crianças americanas, ingerem medicamentos psiquiátricos diariamente. No Brasil, principalmente após a pandemia de Covid-19 é crescente o consumo de vários tipos desses medicamentos. Algo preocupante com desdobramentos que exigem medidas urgentes de contenção. Tarefa para governantes, profissionais de saúde, a sociedade como um todo.

Fiquemos agora com os relatos de Rafael sobre suas experiências com pacientes portadores de TDAH.

10

Experiências com pacientes com TDAH

Quero relatar nesse capítulo as experiências de tratamento do TDAH levadas a efeito com meus pacientes. Nessas ocasiões utilizei não só minhas vivências, mas o que a ciência nos traz como recursos para atenuar as questões de hiperatividade e desatenção, muito comuns nesse transtorno.

Busquei livros de renomados autores como Russel, Hallowell, Ratey, e tantos outros artigos em vigor para encontrar alternativas de tratamento para os pacientes.

É relevante ressaltar que uma alternativa não substitui a outra, uma dimensão de conhecimento não visa de forma alguma refutar outra perspectiva que venha a ser apresentada.

Aliás, por ter TDAH, ser psicólogo, e atuar com outros portadores do transtorno, deliberei que pesquisaria artigos e evidências científicas que possam trazer legitimidade ao que está proposto.

Para tornar o capítulo prático trago a rotina que estabeleci para tratar os meus pacientes, nem sempre, na ordem aqui apresentada. Nos relatos de casos, utilizo pseudônimos para preservar a identidade das pessoas.

São situações com as quais talvez você se identifique e, quem sabe, inspirem sua busca por soluções.

Diagnóstico do TDAH – O caso de Robson

Nas minhas primeiras sessões com Robson pude constatar que ele trazia grande hiperatividade. Apesar de já ser adulto, ele apresentava episódios de desatenção em vários momentos da vida. Uma grande dificuldade de todo psicólogo é não projetar em seus pacientes aquilo que carregamos como experiências especiais.

Mas antes de acionar um método eficaz de trabalho junto de Robson solicitei o diagnóstico de um neurologista ou neuropsicólogo, um profissional que seja capaz de fazer as pontuações pertinentes para saber se havia algum transtorno.

É muito importante descobrir o transtorno de um paciente para conhecer mais profundamente seus sintomas e termos a possibilidade de traçar estratégias efetivas para o indivíduo que é portador de TDAH. Hoje, clinicamente, percebo que muitos pacientes possuem diversos sintomas, mas não o transtorno. De acordo com a psicopatologia é necessário que esses sintomas tenham surgido antes dos 12 anos, em média.

E isso aconteceu com Robson, um paciente na casa dos 50 anos, altamente comprometido com redes sociais e jogos online. Ele não obteve o laudo de TDAH, contudo apresentava diversos sintomas de desatenção e ausência de foco. O uso acentuado do celular, especialmente nas redes sociais, estava tornando-o uma pessoa mais desatenta ainda.

Tudo em excesso é prejudicial e o fracasso decorrente mina a autoestima que por sua vez desagua em atitudes desastrosas num *looping* nada animador. Ele já havia comprometido grande parte de seus proventos em sites de apostas de jogos. O vício estava trazendo grandes malefícios para a sua família: havia a

162 GERAÇÃO TDAH

iminência de perder seu casamento e de se distanciar de seus filhos.

O processo era altamente danoso e, claro, trouxe grandes prejuízos financeiros, além de situações constrangedoras em seu círculo de convivência. Ele não conseguia parar, sempre na expectativa de uma repentina fortuna entrando em sua conta. Não importavam os meios, seu foco era a possibilidade de ficar rico da noite para o dia.

Robson chegou ao fundo do poço ao passar a fingir que tinha uma doença crônica para obter recursos com parentes e amigos para um suposto tratamento dispendioso. Na verdade, o dinheiro era todo investido em suas apostas, na ilusória esperança de receber rapidamente a sonhada riqueza. Mas, um dia percebeu que estava numa enrascada total, precisava de ajuda para curar-se do vício.

Quando me procurou estava cheio de culpa pelo que havia feito e sem saber como livrar-se tanto desse sentimento quanto do vício. Após ouvi-lo, a primeira providência foi encaminhá-lo ao psiquiatra, explicando-lhe ser necessário que tomasse medicações para atenuar o desejo de agir compulsivamente. E que, paralelamente, seguiríamos com as sessões terapêuticas. Ele, a princípio resistiu, havia uma rigidez emocional muito grande, mas aos poucos, foi admitindo que precisava seguir o tratamento.

O médico lhe prescreveu fármacos para reequilibrar seu sistema dopaminérgico. Exames detectaram que seus níveis de testosterona estavam muito baixos, precisava de uma reposição. Esse hormônio, quando em níveis equilibrados acaba por trazer autoconfiança ao indivíduo e auxilia o reequilíbrio da dopamina.

Ele ficou bastante entusiasmado, confiante em sua cura. O tratamento do Robson foi bastante centrado em recuperar sua autoestima e também desenvolver um sentimento de autocompaixão, que é diferente da autopiedade ou do vitimismo. Esses dois últimos são extremamente desastrosos na vida de qualquer pessoa.

Passei diversas orientações para que Robson conseguisse retomar seus processos anteriores de concentração, revitalizasse seus pensamentos.

Na terapia buscamos, juntos, descobrir as causas para seu vício do jogo, a razão de suas fugas psicológicas para esse terreno. Em várias sessões fomos trabalhando para que ele parasse de se culpar. Aos poucos, Robson conseguiu conter seus ímpetos em relação aos jogos e retomou a vida familiar.

164 GERAÇÃO TDAH

Foi um processo um pouco demorado, mas felizmente ele conseguiu reverter a situação no lar, ao contrário do que acontece em milhares de outros casos.

Robson não tinha TDAH, mas agia como alguém que tivesse o transtorno quando buscava prazeres em curto prazo. Por esse motivo, o diagnóstico é fundamental para tratarmos as mentes com as chaves corretas. No livro *12 princípios para criar uma criança com transtorno de déficit de atenção e hiperatividade*, Russel trata o diagnóstico como o primeiro e inadiável passo. Jamais trato um paciente de TDAH sem o laudo de um profissional responsável que demonstre que o paciente possui o transtorno. É como o mar: importante recuar para que possa avançar futuramente pelos caminhos terapêuticos e estratégias corretas. Não podemos deixar de lembrar que tratamos com vidas e elas são muito importantes para mim.

Conexão social – O caso de Jasmim

Russel e muitos autores trazem-nos que devemos compreender as pessoas que possuem TDAH como um dos mais ricos conhecimentos nessa área. Nas páginas anteriores eu desnudei a minha inconformação com amigos, colegas de trabalho e família sobre os sintomas que eu apresentava e o preconceito com que muitas vezes era tratado por eles.

Isso também ocorreu com Jasmim. Ela viveu uma vida toda sem cumprir prazos, entregar relatórios profissionais, ir à academia no horário certo, ou seja, uma dificuldade relevante para cumprir as rotinas do cotidiano.

Em nossa primeira sessão, ela já sabia que eu tinha TDAH. Mas não me disse que ela possuía um diagnóstico muito bem elaborado por um neuropsicólogo.

Enquanto eu ia contando a minha história, as dificuldades que passei e ainda passo, ela chorava copiosamente. Algo me dizia que eu tinha que continuar falando. E falei por 40 minutos por tudo que passei e quais as estratégias utilizo para atenuar o fato de eu ter um transtorno.

Ela não conseguiu falar por toda a sessão. Apenas soluçava de tanto chorar, pois em sua vida inteira nunca havia conversado com alguém que soubesse o que ela passava em detalhes, apesar de sermos seres singulares. Ela estava arquitetando o suicídio e na segunda sessão disse que não retirou a própria vida porque viu em mim que havia esperança.

166 GERAÇÃO TDAH

Pronto: agora eram dois chorando. Em minhas sessões, eu gosto de mostrar que também sou ser humano e padeço dificuldades. Ainda mais quando se trata de um transtorno que possuo e que tem um impacto significativo em minha vida.

Aquela primeira sessão trouxe alívio para a sua vida. Talvez não necessitasse de mais nada, mas buscamos traçar estratégias para que ela pudesse conduzir sua vida de forma a estar em paz consigo mesma.

Ouvir coisas como "a sua desorganização impacta diretamente a minha vida emocional" não é uma estratégia muito feliz para recuperar um ser humano. Jasmim precisava ser ouvida atentamente sobre como se sente e compreender os motivos pelo qual ela procrastinava.

Havia o inventário de seu pai e ela não conseguia dar a celeridade necessária à documentação, e seus familiares julgavam seu comportamento como perverso. Era rotulada por todos ao seu redor, mas eu disse que havia esperança. Ela acreditou e hoje tem uma vida muito mais funcional. Aprendeu a se perdoar quando não consegue prosseguir nos projetos de sua vida e conseguiu dar andamento no inventário.

O toque – O caso de João

Outra coisa que me chama a atenção e que acredito que os familiares devam praticar, principalmente com as crianças, é o toque. Não precisa dizer muita coisa para alguém com TDAH, basta envolvê-lo, abraçando-o, aninhando-o em seus ombros. Essa é uma técnica do livro *As cinco linguagens do amor* elaborado por Gary Chapman. E um dos gestos de amor que contempla em seu livro é o poder do toque.

Diversas pessoas sentem o toque como um gesto de amor e evidências científicas trazidas por Russel trazem-nos essa necessidade de uma criança com TDAH de sentir-se segura nos braços de seus pais. Você que está lendo essas páginas, e que seja responsável por alguma criança nessa condição, procure fazer isso. Seu gesto trará outra dimensão de qualidade de afeto para a criança.

Pude perceber isso com o meu paciente, um garoto chamado João. Ele não tinha a presença do pai. Vivia com a mãe que era profissional de saúde e trabalhava o dia inteiro. Nas reuniões que fazia com ela para dar a devolutiva do atendimento de João, pude verificar que, como toda mãe solo, ela vivia culpada por não conseguir doar todo o afeto que entendia ser necessário ao seu filho.

168 GERAÇÃO TDAH

Passei a falar com ela da importância do toque quando estava com o filho, mesmo que fosse por algumas horas (retomo a obra de Gary Chapman), além disso, que explicasse a ele que os atos de seu trabalho profissional também traduzem a linguagem do amor. Pude dizer àquela mãe que todas as vezes que ela colocava seu jaleco e atendia seus pacientes estava amando o João. Era preciso que ela explicasse isso a ele para que compreendesse o cenário que estava instalado e ao mesmo tempo demonstrasse ao filho seu afeto quando estava com ele.

Hoje temos evidências científicas que horas qualificadas de 30 minutos com o filho em um processo de conexão social equivale muito mais do que um dia inteiro de presença sem afeto. João passou a receber esses 30 minutos qualificados quase que diariamente e seus processos emocionais evoluíram bastante. Isso serve não só para a mãe do João.

Vivemos em tempos em que existem novos formatos familiares e apenas no Brasil existem 11 milhões de mães solo, situação agravada por pouca presença financeira e afetuosa dos pais.

Então, digo às mães solos que busquem ter um tempo para si para que possam conseguir estar inteiras em seus processos de afeto com seus filhos, abandonando culpas que não são suas e relembrando sempre que a qualidade de afeto ofertada pelos pais vale muito mais do que uma quantidade de presença estéril.

Descarte atividades imediatistas

Pauso os relatos para trazer uma experiência que envolve o imediatismo frequente no TDAH. Como já dissemos, o déficit de dopamina do córtex pré-frontal atua de modo desastroso no indivíduo que possui uma tendência de buscá-la por meio de prazeres rápidos, principalmente em uma sociedade pautada por construções individuais imediatas.

Criei um quadro de substituição de atividades de construção do prazer imediato por outras que podem gerar substanciais processos de melhorias de saúde mental na vida do paciente.

Decidi criar esse quadro após atender diversos pacientes e perceber que ainda não haviam se dado conta de que sua busca por prazeres imediatos tinha relação com o quadro de TDAH.

Uso a psicoeducação para transmutar essa busca prejudicial em comportamento que gere aumento de dopamina e concentração para o paciente.

170 GERAÇÃO TDAH

Quadro de substituição de atividades para TDAH	
Atividades prejudiciais (prazer imediato)	**Atividades saudáveis substitutas (construção de dopamina e concentração)**
Automedicação	Processo farmacológico responsável prescrito por médico e profissionais de saúde
Compulsão por doces	Alimentação saudável
Drogadição (vícios em drogas)	Terapias
Excesso de bebida alcoólica	Atividades físicas
Excesso de redes sociais	Leitura de livros impressos ou digitais
Games *online* em geral	Jogos de tabuleiro ou assistir presencialmente a esportes de sua preferência
Jogos de azar esportivos *online*	Frequência/participação de jogos em estádios ou centros esportivos sem desejo de ganhos financeiros pessoais nem de supremacia do time preferido
Pornografia/multiplicidade e instabilidade de parceiros sexuais, sexualidade desregrada	Exercício estável da sexualidade com parceiro único

Sexualidade desregrada – O caso de Leandro

Vejamos o caso de Leandro, um paciente advogado, envolvido com sexualidade desregrada e pornografia. Ele iniciava um processo de masturbação às 07:00 da manhã e terminava na madrugada do dia seguinte. Era associado de um site de mulheres de luxo e até durante o trabalho, nos intervalos entre suas reuniões, praticava a masturbação. Era algo crônico e prejudicava bastante o relacionamento de Leandro, que estava a ponto de romper, além de trazer prejuízos financeiros, emocionais e profissionais.

Foi a primeira atividade que buscamos cortar após seis meses de sessões semanais. O exercício sexual saudável libera dopamina em altos níveis quando realizado com uma parceria estável e intervalos regulares. Ele precisou renunciar ao individualismo de suas atividades sexuais e compreender que era um mecanismo de fuga para as suas frustrações com o péssimo rendimento acadêmico como professor.

Após ressignificar muitas dores do passado como o ressentimento com o pai e ter conseguido perdoar o seu irmão, Leandro conseguiu enveredar por processos psíquicos mais saudáveis e aos poucos foi abandonando a pornografia.

172 GERAÇÃO TDAH

O vício em pornografia é muito mais frequente do que se pode imaginar e é uma ferramenta de prazer em curto prazo. Toda e qualquer pessoa que busca concentração e foco deve buscar atividades sexuais seguras com parcerias estáveis. Essa estimulação ainda libera outros neurotransmissores muito importantes, a exemplo da ocitocina.

Aliás, para pacientes autistas traz grandes benefícios. O autismo também é transtorno do neurodesenvolvimento como o TDAH. Alterar o estilo de vida é fundamental para cessar essas buscas por prazer que visam anestesiar dores e feridas do passado. Meu paciente Leandro conseguiu altos níveis de concentração e saúde mental quando abdicou da pornografia.

Voltemos ao quadro de substituição. Esse e os outros comportamentos à esquerda precisam ser desconstruídos por processos terapêuticos e até psiquiátricos para que a forma como o indivíduo se manifesta diante de si e das pessoas torne-se mais saudável.

À direita estão proposições baseadas no livro *As seis substâncias para viver bem* – autoria de David J. Phillips: dopamina, ocitocina, endorfina, serotonina, cortisol, testosterona.

Se as orientações do quadro forem colocadas em prática a possibilidade do ser humano obter os hormônios necessários a uma vida mais equilibrada, e uma mente mais serena é uma realidade. Observemos que todos os comportamentos colocados a direita são construções de longo prazo. Isso significa que a sociedade como um todo e não apenas pessoas com TDAH devem buscar construções mais sólidas e concretas em suas vidas.

É bem mais trabalhoso realizar a leitura de um livro com calma e concentração do que navegar impulsivamente pelas redes sociais sem qualquer tipo de propósito de vida, mas os resultados são felizes e estampados no rosto de quem busca crescer de forma gradativa, madura e constante.

Temos uma busca desenfreada por essa dopamina rápida por todos os lados, a exemplo de sites de apostas em jogos de futebol que já endividaram 20% das famílias brasileiras e ao menos 42% dos brasileiros já fez alguma aposta, repito. Aliás, penso que o processo de vícios em jogos deveria ser alvo de política pública na área de saúde mental para que essas pessoas possam acessar o tratamento adequado. Muitas vezes são indivíduos aparentemente saudáveis que por frustração e consequências desastrosas de sua busca

174 GERAÇÃO TDAH

por resultados rápidos acabam necessitando de ajuda médica e psicológica.

Dopamina rápida – O caso de Alexandre

Assim acontece com Alexandre, um pouco similar ao que acontecera com Robson.

Ele havia recebido uma herança em torno de quase meio milhão de reais. Ao invés de utilizar o recurso para criar uma possibilidade de trabalho, uma rotina de vida que lhe proporcionasse uma rentabilidade fixa e constante passou a investi-lo em sites de apostas em jogos e ações de *Day trade* na Bolsa de Valores. Nessa modalidade de investimento, a pessoa inicia e encerra uma operação de compra e venda de ação diariamente. Mas é preciso muita habilidade, entender as oscilações do mercado financeiro, o funcionamento e riscos da modalidade de investimento, ter o *timing* para decidir a hora de comprar ou vender, algo que ele realmente não dominava e que não procurou aprender antes. Resultado: ao longo de seis meses perdeu toda a herança.

Para completar, por causa do seu fracasso, passou por todo o vexame de ser ridicularizado pelo círculo de convivência, o que gerou um estado de desequilíbrio emocional muito grande.

Tem sido preciso todo um trabalho de reconstrução da autoestima, dos processos de culpa e desespero, com o auxílio dos recursos da psiquiatria e da psicologia. Ele ainda se encontra em tratamento sem previsão de término e de recomeço da vida em bases mais sólidas. Há um longo caminho pela frente.

A compulsão pelo imediatismo das construções profissionais tem causado esse tipo de desastre nas famílias em âmbito mundial. Não é apenas um problema de alguém que possua o TDAH, mas também de uma geração que desaprendeu a construir bases e alicerces fortes que não caiam diante da primeira tempestade. Estimulados pelos ganhos rápidos e resultados instantâneos, vivemos em uma sociedade que tem uma mente doentia. Precisamos parar e refletir sobre aonde queremos chegar. Que tipo de estratégia desejamos desenvolver em nossas vidas.

Esse tipo de vida instantânea deixa o ser cada vez mais irritadiço e com graves problemas de concentração que acompanham quase toda a sociedade que está sempre à procura de um novo clique para anestesiar os seus sofrimentos com aparatos externos.

Faz-se necessário refletir sobre essa geração TDAH e não apenas sobre as pessoas que efetivamente possuem esse tipo de transtorno. Estamos diante de uma

176 GERAÇÃO TDAH

grande tragédia emocional em que criaturas não são mais capazes de esperar para evoluir. Nada acontece da noite para o dia tanto para o crescimento profissional quanto emocional, especialmente nas relações de afeto com pais, amores e amigos.

"Trago o seu amor em três dias"

Faço uma outra pausa nos relatos dos casos para uma reflexão que julgo importante não só para os casos de TDAH, mas para a vida em geral. Sinceramente, lembro que enxergava nos postes essa frase, mas não imaginava que seu significado extrapolasse hoje a promessa pueril que oferecia. Esse conceito está se expandindo para todos os níveis de nossa cultura educacional e emocional. É um grande risco e chega a ser inacreditável como estamos, grande parte da humanidade, vivendo como zumbis diante dos nossos propósitos de vida.

Eu nunca acreditei que algum tipo de promessa de trabalho supostamente espiritual fosse trazer um laço afetivo em três dias, claro. E muito menos acredito que a sociedade vá produzir algo em poucos dias. Pois é o que está sendo disseminado de forma irresponsável, principalmente, por indivíduos que querem apresentar seus produtos como inovadores e que tragam resultados rápidos em vários aspectos da vida.

Nesse cenário da modernidade líquida, como nos alertou Zigmunt Bauman, Alexandre perdeu meio milhão de reais, só para citar um exemplo. Temos que entender que as coisas só acontecem diante do trabalho sério e constante que todos precisamos fazer, assim como foi o processo de construção desse livro que relatarei na conclusão. Vamos para o próximo caso.

Mudança do estilo de vida – O caso de Helvécia

O Dr. Fábio César dos Santos (@doutorestilodevida) é médico com título de especialista e Fellow em Cardiologia pela *Duke University Medical School* (EUA) e pós-graduado pela Associação Brasileira de Nutrologia. É pioneiro em Medicina do Estilo de Vida no Brasil, fundador da primeira Associação Nacional e Latino-Americana em Medicina do Estilo de Vida.

De acordo com o Dr. Fábio e suas pesquisas nos Estados Unidos quando realizamos atividades físicas melhoramos o sono e a alimentação, melhoramos em 80% a saúde mental. É um dado altamente relevante e que merece toda a atenção.

178 GERAÇÃO TDAH

Diante disso, trago o caso de uma paciente chamada Helvécia. Ela estava muito acima do peso, com problemas cardíacos, sedentária e dormia muito mal. A noite, ao deitar-se tinha o hábito de acessar telas, brincar de jogos eletrônicos e de forma assídua tinha insônia. Às vezes, só dormia ao amanhecer.

Esses hábitos agravam ainda mais os sintomas e, em seu caso, havia muitos efeitos colaterais. Percebi que seria necessária a modificação do estilo de vida para que pudesse administrar o TDAH.

Iniciamos a proposta por melhorar as noites de sono e elaborar uma dieta para a redução de peso, aliada à medicações para conter a ansiedade e a compulsão alimentar. Helvécia seguiu de forma criteriosa as orientações e a cada sessão relatava que sentia as roupas mais largas e seu bem-estar cada vez maior.

A sua maneira de se relacionar consigo havia se modificado. Era necessário um movimento de ruptura com aquele antigo estilo de vida para o encontro com uma nova perspectiva de saúde física e emocional.

Ao final de quatro meses perdeu 15 kg, iniciou atividades físicas e os seus exames haviam melhorado consideravelmente. Passou a dormir após meditar e acordava muito mais disposta.

Aprendeu que adotar um estilo de vida saudável é um bom canal para drenar suas frustrações e não o caminho do desamor com o corpo e consigo. Ir à academia para fazer musculação foi uma forma de fazer terapia todos os dias. Naquele espaço sentia-se mais cheia de si e com a sua autoestima elevada.

Após um ano de muitas sessões terapêuticas era muito mais generosa consigo e fez as pazes com seu passado doloroso. E a consequência desse processo, em médio prazo, foi aumentar sua capacidade de concentração e tornar-se menos hiperativa.

Concentração e foco – O caso de Ricardo

No livro *TDAH 2.0*, de Hallowell e Ratey – dois psiquiatras com TDAH – temos o relato de um estudo que combina os últimos avanços da ciência, humor e histórias impressionantes sobre o tema e o adicionei às minhas sessões terapêuticas com pacientes de TDAH. Descobri que se o ser desenvolve atividades de concentração como o malabarismo, por exemplo, antes de exercer suas atividades o lobo do córtex pré-frontal libera dopamina que irriga essa região e ainda pode contribuir ao longo do tempo para o desenvolvimento cerebral.

180 GERAÇÃO TDAH

Isso foi bastante impactante para mim e percebi que poderia trocar o café e os estimulantes por simples movimentos de malabarismo. Elaborei movimentos de malabarismo com duas bolas de tênis. Em apenas 20 minutos obtive excelente desempenho e estava apto ao processo de concentração. Nada contra quem gosta de um bom cafezinho, veja bem, estou contando algo bem pessoal.

Após verificar esse aprendizado trouxe a perspectiva para o consultório e trabalhei de forma específica com Ricardo. Combinamos que todas as vezes que ele fosse estudar precisaria realizar antes 20 minutos de malabarismo, concentrar-se nessa atividade por esse tempo. Expliquei que isso aumentaria o nível de dopamina cerebral e logo ele se animou.

Fizemos os testes em duas sessões para acompanhar o resultado da prática diante da concentração e dos estudos. Antes da segunda sessão solicitei que Ricardo trouxesse os materiais de estudo para a prova de história que teria no dia seguinte. Ele exercitou o malabarismo por 20 minutos. Após esse momento dedicou-se a ler em voz alta a matéria e passou a me explicar o que havia entendido. Ficamos três horas seguidas conversando e achei impressionante o desempenho dele.

Ricardo passou a fazer sozinho o malabarismo antes de seus estudos e o resultado foi impressionante. O que parecia uma onda de 10 metros para Ricardo apenas se tornou algo pouco confortável. Suas notas aumentaram e sua autoconfiança também foi expressamente observada por mim, seus professores e toda a família.

Ambientes propícios à produtividade – O caso de Rodrigo

Esse caso bem que poderia ser o meu, afinal é bem semelhante ao do Rodrigo. Em geral, assim como eu, as pessoas portadoras de TDAH tendem a ser bagunceiras. Tudo o que está desorganizado na mente pode vir à tona ao nosso redor e isso ocorre frequentemente.

Como eu disse antes, sempre fui chamado de desorganizado, seja no âmbito familiar, profissional e em todos os lugares. E de fato, eu sou mesmo. Minha mente tende a gostar que as coisas não estejam nas gavetas e em seus devidos lugares. Por esse motivo já encontrei meu controle remoto na geladeira e perdi mais de quinze carregadores de celular, além de esquecer com facilidade até o notebook no qual escrevo nesse momento.

182 GERAÇÃO TDAH

O que me chamou a atenção para esse fato foi um estudo de Ellen Langer em 1981. Fiquei impactado com a experiência orientada por essa pesquisadora, levando oito senhores a vivenciarem cenas agradáveis do passado. Ao final de uma semana haviam melhorado de diversos sintomas de depressão e até de postura corporal e passaram a ter atitudes mais assertivas como a organização do próprio ambiente em que viviam. Eles se sentiram rejuvenescidos e felizes após essa experiência e eu também gostaria de participar de algo assim.

Contratei os serviços de uma pessoa para cuidar da minha bagunça, então, o quarto e os cômodos mais próximos passaram a ficar mais organizados ao longo do tempo. E eu gostei disso. Ver o ambiente organizado por fora me ajudou a organizar-me por dentro. Passei a receitar isso aos meus pacientes, também.

Rodrigo foi um deles. Começou a cuidar dos sintomas do TDAH, assim como eu, após os 30 anos. Precisou alterar completamente o seu estilo de vida, perdeu peso, desinflamou órgãos, melhorou suas noites de sono e acatou minha proposta de uma estratégia de organização dentro de sua casa. Como era casado, sempre escutava de sua esposa que era esquecido e altamente bagunceiro. Era um perigo para a organização saudável da casa. Sugeri que Rodrigo custeasse uma vez por semana uma pessoa para que pudesse organizar os principais lugares que estavam bagunçados. E o seu trabalho era monitorar e não permitir que a bagunça fosse restaurada por uma semana.

Confessou que se sentia bastante exausto, algo que é natural para quem tem esse transtorno. Mas, ao longo do tempo, percebeu que estava mais calmo e passou a receber elogios de sua esposa. A relação ficou até mais interessante e com menos discussões. Rodrigo assumiu a responsabilidade sobre a sua bagunça e ainda não é uma pessoa perfeita e nem será nesse quesito, porém é muito claro que se sente mais aliviado a consegue gerir os aspectos domésticos de sua vida sem os grandes sofrimentos do passado.

O autoperdão – O caso de Letícia

Como psicólogo percebo que algumas estratégias emocionais precisam estar bem amadurecidas dentro do pensamento da pessoa portadora de TDAH: aceitação do diagnóstico, tratamento farmacológico, mudança do estilo de vida, a arte do autoperdão e o trabalho com a autoestima.

Recordo-me que Letícia havia iniciado sessões de terapia comigo para buscarmos estratégias interessantes para suas questões emocionais ainda mal resolvidas dentro daquilo que percebo como algo importante que precisa estar fortalecido como um músculo saudável: a arte de se perdoar. Toda pessoa com TDAH irá cometer erros e se cobrar de forma exaustiva. E não é nada profético que qualquer pessoa com o transtorno não cumprirá uma entrega de algum resultado profissional e chegará atrasado a algum tipo de encontro, seja profissional ou afetivo.

A vida de Letícia era assim: vivia consternada consigo, pois sempre falhava em alguns pontos durante a semana. Ela necessitou aprender a perdoar-se, e descobriu que ao longo da vida foi criada por pessoas altamente compulsivas por resultados.

Letícia precisava construir uma nova forma de sentir diante de si e do mundo. O primeiro passo foi aprender a pedir desculpas para as pessoas. Não seria possível cumprir todos os combinados. E, ao não conseguir, ter o pedido de perdão na ponta da língua é uma estratégia interessante, pois o outro se sente validado naquilo em que não foi correspondido. De quebra, traz a humildade para a sua vida.

Quando aprendeu a pedir desculpas e se responsabilizar por seus erros, Letícia também buscou fazer menos atividades no seu cotidiano e com prazos de entrega mais longos. Optou por receber um salário 30% menor para ter uma paz um milhão por cento maior.

Ao passo que conseguia realizar as atividades, conseguia aumentar seu potencial de confiança e até autoestima. Aos poucos, começou a se valorizar no quesito criatividade e solução de conflitos dentro do ambiente de trabalho, angariando boas percepções dos seus chefes diretos.

Foi um processo que demorou um ano e meio, mas nessa caminhada já aprendeu que nem sempre poderá entregar o que o mundo demanda. Aprendeu que é um ser humano e pode cometer erros, todavia pode responsabilizar-se pelos aprendizados que esses erros geraram. Percebeu que simplesmente é uma aprendiz da vida.

Toda e qualquer pessoa precisa ser aprendiz da vida. Precisamos de trabalhos profissionais sustentáveis e factíveis, dentro de nossas possibilidades. Muitas vezes, assim como Letícia, precisaremos falar "não" para o mundo e "sim" para si próprio. Ao se valorizar e estar mais consciente de si, o ser humano

186 GERAÇÃO TDAH

passa a desbravar-se pelo aprendizado e não fica refém do acerto e erro, pois tal condição tem levado boa parte da população mundial a níveis apavorantes de ansiedade. Sejamos aprendizes.

Fiquemos agora com as reflexões do Roberto sobre o cenário atual do TDAH e algumas conclusões importantes dele sobre pessoas com esse transtorno.

11

O potencial único da geração TDAH

Como depreendemos do que já vimos até agora, o aumento da prevalência de diagnósticos de TDAH em nossa geração pode ser atribuído a diversos fatores, sociais quanto ambientais e avanços da medicina. Embora não se possa afirmar que a condição seja necessariamente "mais comum" em termos biológicos, as circunstâncias contemporâneas estão tornando o transtorno mais visível e frequentemente diagnosticado.

O excesso de estímulos digitais, ou a Era Digital, promove distrações constantes com redes sociais, jogos, notificações e consumo rápido de conteúdo. Isso não causa diretamente o TDAH, mas pode exacerbar

188 GERAÇÃO TDAH

sintomas em indivíduos predispostos e dificultar a diferenciação entre "desatenção" típica e a clínica, aumentando supostamente os diagnósticos. Paralelamente a esse cenário, as crianças e jovens enfrentam pressões para multitarefas e alta produtividade, o que pode acentuar a dificuldade de concentração ou controle impulsivo. Uma educação inclusiva e mais interativa pode ajudar a combater o estereótipo de indivíduo ideal.

Entretanto, atualmente, existe uma maior conscientização sobre o TDAH, tanto na área da saúde quanto na sociedade. O transtorno é mais diagnosticado também porque educadores, pais e médicos estão mais capacitados para identificar os sinais, que antes poderiam ser ignorados ou mal interpretados (como "preguiça" ou "indisciplina"). Além disso, os critérios diagnósticos do TDAH foram ampliados ao longo dos anos, permitindo identificar casos mais leves ou variados. Isso inclui adultos com sintomas que anteriormente não eram reconhecidos como parte do transtorno.

Já o estilo de vida moderno, com altos níveis de estresse, falta de sono e dietas inadequadas, pode exacerbar a neuroinflamação e causar sintomas de desatenção e hiperatividade. Crianças muito jovens expostas a telas têm menos oportunidades de desenvolver habilidades de autocontrole e foco, essenciais para o desenvolvimento da atenção; adquirem a busca compulsiva por dopamina rápida e possuem baixa capacidade de produção de dopamina de média e longa ação o que pode causar a medicalização na infância e levar a diagnósticos excessivos ou inadequados.

O aumento nos diagnósticos talvez não significa necessariamente que há mais pessoas nascendo com TDAH, mas sim que o ambiente moderno pode exacerbar sintomas em indivíduos vulneráveis, diagnósticos apressados em pessoas dependentes de dopamina rápida, hipermedicalização, pessoas com mais neuroinflamação, dieta pobre em nutrientes e que estamos mais atentos a identificar o transtorno.

Transformar desafios em oportunidades

É incrível o potencial único do TDAH.

As pessoas mais interessantes com as quais pude conviver foram indivíduos com TDAH que aprenderam a viver com essa perspectiva. O transtorno do déficit de atenção e hiperatividade passou a não ser mais uma limitação; com suporte adequado, pode se tornar uma vantagem poderosa em vários aspectos.

Pessoas com TDAH têm uma visão única do mundo. Seu estilo de pensamento não linear e capacidade

190 GERAÇÃO TDAH

de fazer conexões inusitadas são fundamentais em áreas que exigem criatividade, como design, artes, escrita, empreendedorismo e tecnologia. A mente rápida e multifocal permite adaptação em situações que exigem respostas instantâneas e flexibilidade, como em *startups* ou áreas de crise e resolução de problemas.

Muitas vezes trazem uma autenticidade natural em suas interações, são muito espontâneas, o que as torna carismáticas e confiáveis, qualidades altamente valorizadas em um mundo que busca conexões genuínas.

O hiperfoco em áreas de interesse intenso pode ser cultivado para atingir a excelência em nichos específicos, o que traz grandes avanços para a humanidade. Entretanto, devem-se priorizar ambientes flexíveis e dinâmicos, que permitam liberdade para explorar ideias e movimentar-se, evitando a padronização de um estereótipo acadêmico ou profissional. Precisamos educar a sociedade e o próprio indivíduo sobre o TDAH, ressaltando não apenas os desafios, mas também encorajar os recursos positivos que podem ser desenvolvidos quando há suporte adequado.

Muitos atletas de alto desempenho atribuem parte de seu sucesso às características únicas associadas a hiperatividade. Apesar de alguns enfrentarem desafios relacionados à atenção e impulsividade, muitos canalizam suas características em habilidades que os destacam em esportes, como energia elevada, hiperfoco em situações específicas e busca constante por novos desafios.

Michael Phelps, maior vencedor da história olímpica, foi diagnosticado com TDAH quando criança. Sua mãe levou-o à natação para ajudá-lo a canalizar sua energia, e ele transformou sua hiperatividade em uma vantagem, demonstrando foco extraordinário nas competições. Considerada uma das maiores ginastas de todos os tempos, Simone Biles revelou que tem TDAH e usa medicamentos para tratá-lo. Seu diagnóstico não foi uma barreira, mas sim algo que ela aprendeu a administrar enquanto conquistava títulos mundiais e olímpicos.

Os indivíduos com déficit de atenção podem desenvolver a atenção multifocal, uma habilidade para dividir o foco em várias tarefas ou estímulos de forma dinâmica e criativa. Esse tipo de atenção permite que uma pessoa processe mais de uma informação simultaneamente, não seguindo uma linearidade lógica, geralmente em contextos que envolvem rapidez e dinamismo. Diferentemente da atenção focada, que se concentra em um único estímulo ou atividade, a

192 GERAÇÃO TDAH

multifocalidade exige uma constante alternância entre diferentes focos, o que pode ser vantajoso em algumas situações.

O TDAH pode ser um terreno fértil para o crescimento de talentos únicos e habilidades poderosas, quando bem compreendido e manejado. Pessoas com TDAH carregam consigo uma energia vibrante, criatividade inigualável e uma capacidade extraordinária de adaptação e inovação. Essa combinação, que muitas vezes desafia os padrões convencionais, pode abrir caminhos surpreendentes e inspiradores. Em vez de se verem limitadas por seu transtorno, podem usá-lo como um motor para explorar suas paixões, construir novas perspectivas e liderar mudanças. A mensagem é clara: com estratégias adequadas e apoio, o TDAH não é um obstáculo intransponível, mas uma oportunidade para transformar desafios em conquistas extraordinárias e únicas.

Termino aqui a minha participação neste livro e quero que saiba que foi muito enriquecedor para mim dividir meus conhecimento com você.

12

Eu chorei

Elaborar essa obra ao lado do amigo e renomado psiquiatra Roberto Nicola foi um divisor de águas em minha existência. Pude expor diversas questões que são feridas do meu passado quando eu ainda não sabia que tinha o diagnóstico de TDAH. Velejar pelos acontecimentos do meu passado trouxe bastante emoção e precisei, inclusive, ressignificar alguns perdões que acreditei que havia concedido e que não foram dados de todo coração. Além de tudo, tornar-me vulnerável perante os leitores foi uma tarefa não tão simples quanto parece.

Sim. Eu chorei quando escrevi cada página. Sou uma pessoa extremamente sensível e a cada

194 GERAÇÃO TDAH

lembrança surgia um turbilhão de emoções que precisei administrar enquanto escrevia. Eu me desnudei em cada linha e revelei com riqueza de detalhes o que pode acontecer quando alguém que possui o TDAH não realiza o tratamento. Isso prova que ninguém está imune a derrotas. A vida não é um mar de rosas, mas se soubermos nosso propósito e aprendermos a lidar com nossas questões emocionais o cotidiano pode ter o aroma de pétalas de rosas.

O objetivo de expor um recorte de minha história pessoal não foi tornar-me vítima de tudo que aconteceu comigo desde minha tenra infância até os meus 39 anos, idade em que lanço esse livro, mas expressar em diversas tonalidades o quanto uma pessoa com TDAH pode sofrer quando nem conhece ou não reconhece o diagnóstico. Mostrar para as pessoas os meus caminhos não muito felizes tem por intuito encorajar toda e qualquer pessoa que passa por idênticas dificuldades, a buscar soluções, dizendo a elas: é possível sair dessa instabilidade emocional e enveredar a vida por caminhos mais funcionais por meio da administração biopsicossocial correta do transtorno.

Despertar as pessoas para a possibilidade de tratamento é, portanto, um legado desse livro. O TDAH não é uma sentença sem solução. Abrir a porta para um mundo de possibilidades para que o TDAH seja administrado é uma forma que tenho de compartilhar com o mundo tudo aquilo que eu me ofereci e ofereço aos meus pacientes. E tudo o que entrego nas palestras que desenvolvo sobre foco, desempenho e atenção.

Como psicólogo clínico acredito que ao compartilhar essas informações trago estímulos ao leitor para que possa reescrever a sua história. E entrego para os portadores de TDAH um fio de esperança para que decidam assumir seu diagnóstico e trabalhar com seriedade para gerar saúde mental em seu cotidiano. Ilustro que qualquer ser humano apesar de suas dores pode reinventar sua história, construir pontes positivas e seguras para administrar suas questões emocionais.

Essa obra tem um caráter testemunhal, todavia apresenta diretrizes seguras sobre as definições e possíveis estratégias de enfrentamento do TDAH. Nesse aspecto, o Roberto nos auxilia, com o seu expressivo conhecimento de detalhes técnicos sobre o transtorno, de uma forma acessível e instigadora. Acredito que tanto os portadores do TDAH quanto as pessoas que não o são, precisem de informações claras como essas para seguir as rotas corretas e atenuar os sofrimentos decorrentes do quadro clínico.

196 GERAÇÃO TDAH

Assim, eu trouxe a lume a forma como conduzo o tratamento de pessoas com TDAH. Acredito que casos reais tragam uma percepção mais ampliada das experiências que a teoria consagrou. Permear a história de cada paciente e discorrer sobre os resultados que obteve é um motivo de orgulho como psicólogo. Ao ser mais assertivo, eu consigo mostrar que além da minha história outras pessoas também passam por essas dificuldades e merecem dignidade em seu tratamento.

Sim. Existem diversas estratégias de tratamento. E este livro se apresenta como um compêndio de autoconhecimento aos pacientes e de informações a nós, terapeutas, que podemos criar um repertório de algumas dessas estratégias para traçar planos eficazes para pacientes com TDAH.

Existem muitos adultos que estão em pleno sofrimento por desconhecerem o seu diagnóstico. Suas atitudes são alvo de críticas e brincadeiras de mau gosto, especialmente nas redes sociais, como se seu quadro não tivesse igual importância que é dada à depressão, ansiedade, fobias, para citar alguns exemplos.

Como um portador de TDAH e um especialista no assunto gostaria que o tema fosse tratado com mais respeito, sem tantas brincadeiras que machucam profundamente aqueles que estão desacreditados de si próprios, mas em busca de soluções.

Não podemos tornar o TDAH um conjunto de sintomas que apenas tragam comportamentos fora da curva e que todo mundo acha graça. Não. É um transtorno do neurodesenvolvimento e deve ser abordado com seriedade por pessoas que estudaram a temática.

O portador de TDAH merece ser compreendido e acolhido pela sociedade. Abordagens superficiais e que tragam uma espécie de pseudociência podem trazer mais confusão do que solução. Aqui nessas páginas apresentamos o assunto de forma séria e propomos soluções para que toda pessoa que possua o transtorno encontre caminhos dignos em sua trajetória de vida. Uma abordagem séria sobre as diversas questões que merecem ser discutidas com atenção sem qualquer tipo de achismo.

Essa obra foi revisada diversas vezes. Passou por vários profissionais da editora até que finalmente ficou pronta para ganhar as prateleiras. Desde a ideia de criar o livro até vê-lo pronto, todo o processo durou mais de dois anos.

198 GERAÇÃO TDAH

Precisei interromper a escrita, para elaborar leituras mais consolidadas e que trazem qualidade à obra, por diversas vezes. Assim como o meu amigo Roberto precisou estudar e ler bastante para apresentar os seus capítulos. Em tudo existe um processo que não pode e nem deve ser ultrapassado.

Precisamos insistir, como uma voz que clama no deserto, que a sociedade precisa despertar para a realidade das construções sólidas em todos os aspectos do cotidiano e compreender que o cuidado com os detalhes possui relação direta com a saúde ou o adoecimento mental. Nada se faz da noite para o dia, sem bases, sem um passo a passo.

Ainda é tempo de alterarmos nossas perspectivas e até esvaziarmos a plateia das pessoas que espalham pseudociências e resultados imediatistas que acerbam as frustrações e suas trágicas consequências. Tudo isso, e digo sem fanatismo algum, está levando pessoas como Alexandre para o buraco emocional e por consequência para o suicídio.

Nada será tão prazeroso na vida do que construir qualquer tipo de ação em paz consigo e ainda espero que as pessoas possam experimentar essa sensação.

Por fim, tenho muito orgulho de ser portador de TDAH. O chamado transtorno trouxe-me muitos sofrimentos, mas também me desafiou a ser alguém melhor. Eu me despeço desse livro com a certeza de que pode ser um diferencial na vida das pessoas. E sem arrogância, quero que as pessoas sintam cada emoção vertida nessas páginas. É possível sair do sofrimento e ter uma vida mais equilibrada. Esse livro é um convite para quem deseja fazê-lo.

Somente a educação da razão e emoção será capaz de instruir a sociedade quanto aos novos tempos que podem provocar mazelas emocionais sem precedentes. O debate sobre isso precisa atingir camadas mais profundas de entendimento junto da sociedade, principalmente especialistas, professores, cuidadores, pais e filhos.

- Rafael Papa

Os sintomas do TDAH são amplos e complexos, variando em intensidade de acordo com o ambiente e as condições individuais de cada pessoa. O transtorno afeta não apenas o comportamento visível, mas também a forma como o indivíduo se relaciona com o próprio desempenho e com os outros à sua volta.

- Roberto Nicola

PARA SABER MAIS

Dicas para encontrar mais dados sobre algumas das pessoas e obras citadas no livro, encontradas ou traduzidas facilmente para o português.

Artigos e reportagens:

CHILD MIND INSTITUTO. Adam Levine (Maroon 5 e The Voice) fala sobre seu TDAH. Artigo de Beth Arky. 25. fev. 2014. Disponível em: https://child-mind.org/blog/adam-levine-speaks-out-about-his-adhd/

COSMOPOLITAN. Celebridades com TDAH: de Barry Keoghan a Will.I.Am e Chloe Hayden. Reportagem disponível em: https://www.cosmopolitan.com/uk/body/health/g38300011/celebrities-adhd/

VAMOS FALAR DE TDAH? Famosos com TDAH (entre eles Salvador Dalí e Keit Haring, mencionados no livro, e alguns brasileiros). Reportagem por Aline Cavalcante. Disponível em: https://vamosfalardetdah.wordpress.com/2017/01/04/famosos-com-tdah/

Associação Brasileira do Déficit de Atenção (ABDA). https://tdah.org.br/

Associação de pessoas com TDAH, com objetivo de divulgar informações científicas, capacitar profissionais de saúde e educação e oferecer suporte aos portadores do transtorno e seus familiares.

Estilo de vida: DR. FÁBIO CÉSAR DOS SANTOS – Doutor Estilo de Vida: (@doutorestilodevida)

Filme: THE ACCOUNTANT (O contador). Filme estrelado por Ben Affleck, dirigido por Gavin O'Connor para a Warner Bros (2016). Atualmente no streaming Prime Vídeo.

Livros disponíveis na Amazon (apenas sugestão. Podem ser encontrados nas editoras ou livrarias):

BAUMAN, Z. Modernidade líquida. São Paulo: ZAHAR. 2021. Versão impressa e Kindle.

CHAPMAN, G. As cinco linguagens do amor. 3. ed. São Paulo: Mundo Cristão. 2013. Versão impressa e Kindle.

FRAZÃO, D. Immanuel Kant. E- biografia. Disponível em https://www.ebiografia.com/immanuel_kant/

GANTOS, Jack. Joey Pigza Swallowed the Key (Joey engoliu a chave). Livro em inglês para traduzir para as crianças de 5 a 12 anos ou adultos que lidam com elas. Versões em Kindle e audiolivro disponíveis.

HALLOWELL, E; RATEY, J. TDAH 2:0. Tradução de Beatriz Medina. São Paulo: Sextante. 2024. Versão impressa e Kindle.

LANGER, E. Diversas obras sobre mindfulness, atenção plena e outros temas úteis ao portador de TDAH. Versões impressas e Kindle.

LEMBKE, A. Nação Dopamina. Tradução de Elise Nazarian. São Paulo: Vestígios, 2022. Versão impressa e Kindle.

MANUAL DIAGNÓSTICO E ESTATÍSTICO DE TRANSTORNOS MENTAIS (DSM-5). Documento de referência para consulta de especialistas em saúde, porém disponível ao público em geral. Linguagem técnica.

MISCHEL, W. O teste do marshmallow. Tradução de Afonso Celso da Cunha. Versão impressa e Kindle.

PASEK, B; PAUL, J; Levenson, S. Dear Evan Hansen. EUA: New Hern Books. 2019. Livro em inglês. O musical está disponível no streaming Prime Vídeo.

PHILLIPS, DAVID. Seis substâncias para viver bem. Tradução de Carla Melibeu. São Paulo: Sextante, 2024. Versão impressa, Kindle e audiolivro.

RIORDAN, Rick. Percy Jackson e os Olimpianos. Box de livros com várias aventuras do personagem. Série televisiva disponível no streaming Disney+

RUSSEL, A. B. 12 princípios para criar uma criança com transtorno de déficit de atenção e hiperatividade. EUA: M. Books, 2023. Versão impressa e Kindle.

SÊNECA. A Brevidade da vida. São Paulo: Lafonte, 2021. Versão impressa e Kindle.

Outras séries disponíveis no streaming Disney ++:
PHINEAS E FERB / OS SIMPSONS.

Sobre Homeopatia:
SAMUEL HAHNEMANN – a biografia do criador da especialidade médica. Disponível em:

https://www.revistahcsm.coc.fiocruz.br/1755-nasce-hahnemann-medico-criador-da-homeopatia/

BLOG DO INSTITUTO BIOFAO. Fundamentos da Homeopatia. Resumo de entrevista com a médica Juliana Walsh. Link para entender mais sobre o assunto: disponível em https://institutobiofao.org.br/

blog/dra-juliana-walsh-explica-os-fundamentos-da-
-homeopatia-e-como-o-seu-tratamento-age-na-cau-
sa-da-doenca-agindo-na-base-real-do-problema/?-
gad_source=

Obrigado por comprar uma cópia autorizada deste livro e por cumprir a lei de direitos autorais não reproduzindo ou escaneando este livro sem a permissão.

Letramais Editora
Rua Lucrécia Maciel, 39 - Vila Guarani
CEP 04314-130 - São Paulo - SP
(11) 2369-5377 -   (11) 93235-5505
letramaiseditora.com.br
facebook.com/letramaiseditora
instagram.com/letramais

Os papéis utilizados foram Chambril Avena 80g/m² para o miolo e o papel Cartão Eagle Plus High Bulk GC1 Lt 250 g/m² para a capa. O texto principal foi composto com a fonte SabonNext LT 13/18 e os títulos com a fonte Proxima Nova 15/20.

Editores
Luiz Saegusa e
Claudia Zaneti Saegusa

Direção editorial
Claudia Zaneti Saegusa

Capa
Casa de Ideias

Projeto Gráfico e Diagramação
Mauro Bufano

Revisão
Fátima Salvo

Impressão
Lis Gráfica e Editora

1ª Edição
2025

Copyright© Intelítera Editora

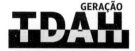

Dados Internacionais de Catalogação na Publicação (CIP)
(Câmara Brasileira do Livro, SP, Brasil)

Papa, Rafael
  Geração TDAH / Rafael Papa, Roberto Nicola. -- 1. ed. -- São Paulo : Intelítera Editora, 2024.

  ISBN: 978-65-5679-066-4

  1. Autoajuda 2. Autonomia 3. TDAH (Transtorno do Déficit de Atenção com Hiperatividade) I. Nicola, Roberto. II. Título.

24-240036   CDD-158-1

  Índices para catálogo sistemático:
  1. Autoajuda - Psicologia   158.1
  Aline Graziele Benitez - Bibliotecária - CRB-1/3129

Para receber informações sobre nossos lançamentos, títulos e autores, bem como enviar seus comentários, utilize nossas mídias:

- letramaiseditora.com.br
- comercial2@letramais.com
- youtube.com/@letramais
- instagram.com/letramais
- facebook.com/letramaiseditora

Redes sociais dos autores:

- instagram.com/psi.rafaelpapa
- instagram.com/nicola.psiquiatria
- instagram.com/geracaotdahoficial

Os papéis utilizados foram Chambril Avena 80g/m² para o miolo e o papel Cartão Eagle Plus High Bulk GC1 Lt 250 g/m² para a capa. O texto principal foi composto com a fonte SabonNext LT 13/18 e os títulos com a fonte Proxima Nova 15/20.